M. SPRINGER

L'HYGIENE DES ALBUMINURIQUES

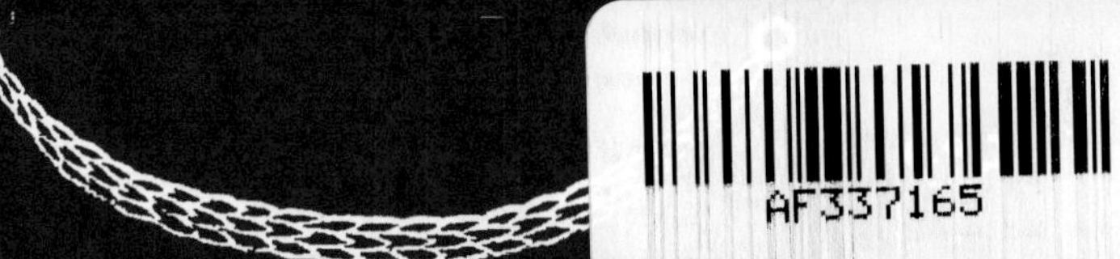

BIBLIOTHEQUE
D'HYGIENE THERAPEUTIQUE
.FONDEE PAR LE Pr PROUST.

MASSON & Cie EDITrs PARIS

L'HYGIÈNE

DES

ALBUMINURIQUES

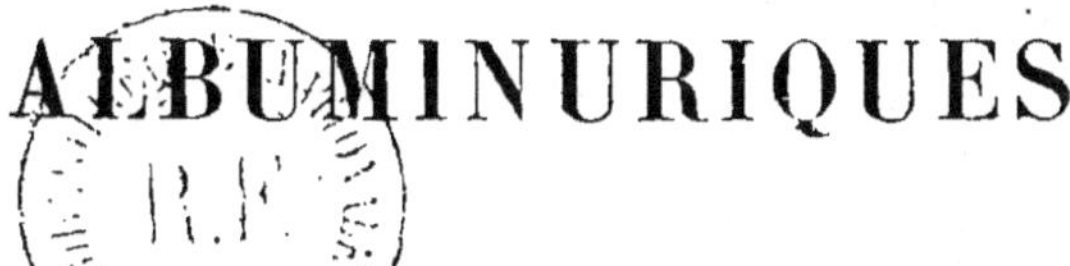

418-11. — Coulommiers. Imp. Paul BRODARD. — 8-11.

BIBLIOTHÈQUE D'HYGIÈNE THÉRAPEUTIQUE

Fondée par le professeur PROUST

L'HYGIÈNE

DES

ALBUMINURIQUES

PAR

le Dr Maurice SPRINGER

Ancien chef de laboratoire de la Faculté de Médecine
à la Clinique médicale de l'hôpital de la Charité.

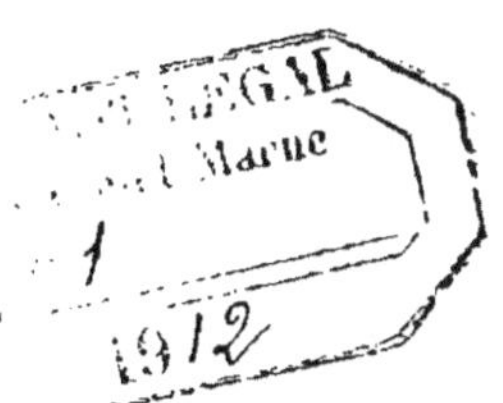

DEUXIÈME ÉDITION

ENTIÈREMENT REVUE

PARIS

MASSON ET Cie, ÉDITEURS

LIBRAIRES DE L'ACADÉMIE DE MÉDECINE

120, BOULEVARD SAINT-GERMAIN

1912

PRÉFACE

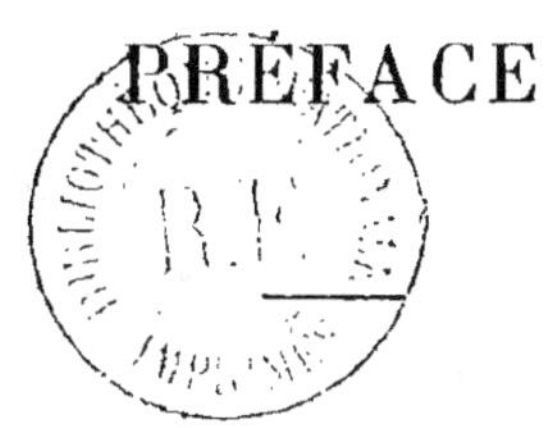

« *La ridicule charlatanerie de deviner les maladies et le tempérament par les urines est la honte de la médecine et de la raison.* » *Ainsi s'exprimait Voltaire dans une lettre à Florian datée de 1774.*

Il est certain que Voltaire n'était pas homme à hasarder un semblable jugement sur une science pour laquelle il n'avait pas de compétence. Cette manière de qualifier ce que l'on appelait alors l'uromanie n'est que le reflet de l'opinion des maîtres de la médecine de cette époque. En 1822, Double, dans son remarquable traité de séméiologie, tient encore le même langage.

« Il n'est pas moins absurde, dit-il, de vouloir

prédire la destinée d'un empire ou le sort d'un individu par le vol des oiseaux, par le mouvement des victimes avant le sacrifice, et par l'état de leurs entrailles après la sanglante cérémonie, que de prétendre reconnaître toutes les maladies, juger leur danger et lire leur traitement dans un verre d'urine. » Tous les ouvrages médicaux de cette période qui précède la grande découverte de Bright, s'expriment avec la violence que l'on apportait alors aux discussions, contre les uromanes qui prétendaient traiter les malades par l'inspection de leurs urines.

Lorsqu'en 1836 Richard Bright démontra que l'œdème peut avoir son origine dans des lésions du rein, et que cette relation se traduit par l'albuminurie, cette question entra dans une phase réellement méthodique. En quelques années les recherches de Christianson, de Martin Solon, Rayer, Virchow, Frerichs, Reinhardt, établirent sur des bases anatomiques indiscutables, cette maladie caractérisée par des lésions rénales et l'albuminurie, et qu'on appelle mal de Bright. Cette dénomination est excellente d'abord parce qu'elle est un hommage rendu à l'auteur d'une grande découverte, et parce qu'elle ne préjuge en rien de la nature, des causes, et des lésions de la maladie. Elle laisse la porte ouverte à la discussion sur l'unité de la maladie, ou sur la pluralité de ses formes, sur leur transformation et leur association, si bien qu'aujourd'hui cette appellation, vague et indéfinie, se prête merveilleusement aux recherches modernes contradictoires. C'est qu'en effet, après quelques fluctuations pendant lesquelles on croyait le problème résolu, l'étude de l'albuminurie se présente à nous sous une forme tellement indécise, que de nombreux auteurs affirment que certains albuminuriques ne sont pas des malades et que l'albuminurie est un phénomène physiologique.

On conçoit l'embarras que j'éprouve en entreprenant d'écrire cet ouvrage, dans lequel, sans entrer dans la discussion approfondie des faits, je dois formuler des conseils sur l'art de traiter les albuminuriques.

C'est qu'en effet le cadre de l'albuminurie englobe non seulement les maladies aiguës, les maladies chroniques et les intoxications, mais encore toute une catégorie de sujets, chez lesquels les cliniciens les mieux doués ne peuvent déceler aucun symptôme morbide.

On se trouve donc arrêté dès le début par une question de doctrine. Mais comme l'hygiène et la thérapeutique en dépendent, je n'hésite pas à formuler ma profession de foi :

Tout individu qui présente de l'albuminurie à un degré quelconque est un malade. C'est dire qu'il est atteint d'une lésion dans son organisme. Cette lésion est humorale ou cellulaire; en général elle est à la fois chimique et organique et avec MM. Lécorché, Talamon et Arnozan, nous considérons l'albuminurie comme l'expression d'une lésion qui peut être passagère, transitoire et superficielle, mais qui n'en est pas moins réelle.

Le fait seul qu'elle apparaît sans trouble appréciable de la santé est l'indice d'une prédisposition individuelle, c'est-à-dire d'une modalité histo-chimique héréditaire anormale.

L'albuminurie est un symptôme extrêmement fréquent, il est même plus répandu qu'on ne le pense, puisque dans un grand nombre de cas ce sont des circonstances fortuites qui le font découvrir, comme à l'occasion du service militaire, ou d'un contrat d'assurance sur la vie. Les médecins qui examinent systématiquement l'urine de tous les malades, rencontrent fréquemment de l'albumine chez des personnes ne présentant aucun des symptômes indicateurs de l'albuminurie. Ainsi s'est constituée la notion de l'albuminurie physiologique. Chez un grand nombre de ces individus elle disparaît, chez d'autres elle persiste indéfiniment; dans quelques cas elle est intermittente et ne revient que sous certaines influences, comme le travail musculaire, la digestion, les bains froids, les fatigues intellectuelles, les secousses morales, la menstruation. Or, si dans les albuminuries nettement pathologiques on recherche les conditions qui aggravent le mal, on retrouve exactement les mêmes causes; c'est après le travail musculaire, après les repas, les refroidissements, le surmenage intellectuel que l'albuminurie augmente.

Il est permis de se demander en présence de ces analogies s'il ne s'agit pas de néphrites latentes dont les lésions sont trop peu accentuées *pour provoquer, dans les conditions habituelles, la présence de l'albumine, qui n'apparaît qu'à l'occasion d'un travail supplémentaire, comme celui qui résulte d'une stimulation dans la cir- . culation.*

Sans préjuger de la pathogénie, ces prémices sont indispensables pour indiquer comment je compte me diriger dans ce dédale de l'albuminurie. C'est qu'en effet dès que la présence de l'albuminurie est constatée, la personne qui se sait ainsi atteinte d'un mal dont la réputation est mauvaise est prise d'un malaise plus ou moins angoissant, suivant sa force de caractère et sa grandeur d'âme.

Le médecin doit profiter de ce désarroi momentané dans l'équilibre mental du sujet pour lui persuader que son affection n'est pas dangereuse, mais que le régime et l'hygiène sont indispensables pour lui permettre de vivre en écartant les accidents graves qui peuvent apparaître. Après une période d'inquiétude qui en général n'est pas de longue durée, l'albuminurique se ressaisit et dans cette réaction il jette par-dessus bord la médication lactée qui lui déplaît, et sou-

vent par surplus le médecin qui l'affaiblit. Il va
en consulter un ou plusieurs autres, qui lui
donnent naturellement des conseils contradictoires et alors il départage les voix, choisissant
le régime qui lui sourit le mieux. S'il s'agit d'un
mal de Bright, cette absence de direction et l'in-
cohérence dans le traitement lui font rapidement
franchir les premières étapes de son mal jusqu'au jour où un symptôme inquiétant, œdème,
dyspnée, troubles de la vue, céphalée, vomissements, etc., lui donnent à réfléchir. Dès lors il
devient sérieux; il est déjà bien tard, car le
mal est souvent solidement établi.

J'ai souvent entendu répéter à mon maître
M. Potain qu'il était bien fâcheux pour les
malades que l'albuminurie brightique soit une
maladie silencieuse et non douloureuse. La douleur est souvent une manifestation salutaire,
elle sonne la cloche d'alarme. Mais quand une
maladie comme certaines albuminuries s'installe
sournoisement, hypocritement, altérant peu à
peu un organe sans faire éprouver aucune souffrance, le danger est grand, car, même lorsqu'il est dépisté à temps fortuitement, le malade

n'y croit pas, et il ne se fait pas faute de vous lancer cet argument qui lui parait d'une logique indiscutable : « J'étais bien portant, et depuis que vous me soignez je suis malade. » Et de fait, l'application du régime lacté, qui est la base du traitement et qui est la pierre de touche du diagnostic et du pronostic, détermine fréquemment au début de fâcheux symptômes. C'est qu'en effet, avant d'établir les règles de l'hygiène qu'il convient d'appliquer à chaque malade, il faut rechercher la valeur séméiologique de l'albuminurie, afin de poser un diagnostic précis.

Quand on rencontre de l'œdème, du bruit de galop cardiaque et les signes de néphrite, la difficulté n'est pas grande. Mais lorsque ces signes font défaut, ce qui est très fréquent, les investigations sont alors malaisées. Même lorsqu'on ne constate aucun de ces symptômes, il ne faut pas rejeter trop rapidement l'idée d'une néphrite, car l'on doit toujours conserver l'arrière-pensée de l'existence d'une lésion rénale.

Sans doute l'albuminurie peut disparaître, et l'on croit que le malade est guéri parce qu'il n'avait pas de lésion; il est toujours prudent d'être réservé dans cet optimisme. Il faut voir comment réagira le rein à l'occasion d'une maladie aiguë, d'un écart de régime, d'un sur-menage, d'un grand chagrin. Parfois même le malade ne sera pas surpris de l'apparition d'un peu d'albumine, car il retrouve une vieille con-naissance dont il n'a pas conservé de mauvais souvenirs. Mais il est surtout important de recher-cher comment va se comporter le rein, avec les progrès de l'âge et les intoxications inévitables de la vie. Eh bien, dans un grand nombre de cas, l'urémie est le dernier acte de cette albuminurie qui a évolué pendant vingt ou trente ans.

Cette terminaison brusque prouve que la néphrite a pu progresser si lentement qu'elle est compatible avec une longue existence.

Le rôle de l'hygiène consiste précisément à mettre le malade dans ces conditions favorables. Nous ne possédons actuellement aucun médica-ment spécifique contre l'albuminurie, mais nous savons quelles sont les substances alimentaires et médicamenteuses et les conditions qui peuvent aggraver l'état des malades.

Écarter ces causes quand le mal n'est pas déjà trop profondément enraciné et quand le terrain n'est pas trop taré, c'est assurer au malade une longue survie.

Mais pour obtenir ce résultat il ne suffit pas de l'albuminurie uniquement traiter par le régime. Il est indispensable de faire un diagnostic aussi précis que possible en recherchant dans les antécédents héréditaires certaines maladies qui sont une source d'indications thérapeutiques. D'autre part, il convient d'examiner avec le plus grand soin les différents appareils dont l'état révèle souvent l'agent provocateur de l'albuminurie. L'appareil gastro-intestinal, le foie, le cœur, le système nerveux, par leurs troubles peuvent faire apparaître l'albuminurie. L'origine est presque toujours une modification humorale du milieu intérieur, dont l'intoxication et l'infection sont les générateurs prépondérants.

L'hygiène et la thérapeutique ne dépendent pas seulement du diagnostic, elles sont intimement liées au pronostic. L'abondance de l'albumine est un signe infidèle de la gravité de la maladie, mais ce qu'il est important de con-

naître, c'est l'état de la fonction de la dépura-
tion urinaire. Ce qui constitue le danger pour
l'albuminurique, c'est moins ce qui se trouve
d'anormal dans son urine, que ce qui n'y est
pas, et qui devrait y être.

L'hygiène et le traitement gravitent autour de
cette notion. Dans un grand nombre de circon-
stances, si le malade est docile, le médecin peut
guérir l'albuminurie; trop souvent il ne peut pas
faire rétrocéder les lésions acquises, mais par
des soins attentifs il obtient qu'elles restent sta-
tionnaires et partielles. Il peut reculer ainsi
pendant de longues années l'échéance urémique
contre laquelle un traitement sagement appliqué
parvient encore à lutter avec efficacité.

Dans ce petit volume, je me suis efforcé de
donner au clinicien un fil conducteur pour se
diriger dans le dédale pathologique du traite-
ment de l'albuminurie.

Après avoir brièvement étudié les moyens de
faire le diagnostic j'ai indiqué quelle valeur il
fallait lui attribuer, et à quelle cause organique
il convenait de le rattacher.

Le traitement et l'hygiène découlent donc, non

pas de la constatation de l'albumine, mais de l'examen minutieux du malade.

Dans cette nouvelle édition, j'ai passé en revue certaines recherches récentes : tels sont les études sur le rôle du sel chez les albuminuriques avec œdème, le traitement de certains troubles fonctionnels par l'opothérapie. Un chapitre spécial a été consacré aux rapports de l'albuminurie avec les opérations chirurgicales.

Je me suis surtout attaché à étudier avec détail les régimes alimentaires et l'hygiène des voies digestives que je considère comme la clef de voûte du traitement des albuminuriques.

PREMIÈRE PARTIE

CHAPITRE I

Pathogénie de l'albuminurie.

Si l'albuminurie par elle-même n'est qu'un symptôme, elle n'en mérite pas moins une thérapeutique pathogénique. Il est donc utile de rappeler ici quels sont les facteurs qui la font apparaître. Ceux-ci sont extrêmement nombreux; des causes multiples peuvent engendrer l'albuminurie, et le plus souvent elles s'associent entre elles; ainsi s'expliquent les grandes difficultés du diagnostic clinique.

Un fait domine la pathogénie de l'albuminurie, c'est que le trouble, fonctionnel ou anatomique, qui la provoque, n'a pas nécessairement son siège dans le rein. Cette proposition récemment émise rencontre aujourd'hui encore quelques contradicteurs. Semmola reste cependant à peu près le seul à défendre l'idée d'une albuminurie causée

par des altérations primitives du sang déterminant au niveau du rein les lésions secondaires
du mal de Bright. A l'opposé de cette théorie,
Lécorché et Talamon soutiennent qu'il n'y a pas
d'albuminurie, si minime qu'elle soit, sans lésion
préalable du rein, permettant le passage de
l'albumine du sang

Quoique l'on ne connaisse pas encore d'une
manière certaine le mécanisme de la fonction
rénale, on sait cependant quels sont ses principaux facteurs : c'est d'une part un liquide, le sang ;
d'autre part un organe destiné à le filtrer, le glomérule et les canalicules urinifères, qui possèdent,
à côté de leur rôle physique, des propriétés spéciales susceptibles de modifier le liquide filtré ;
aussi l'urine diffère-t-elle du sérum du sang,
témoignant que des actes de sécrétion interne sont
venus s'adjoindre à ceux de transsudation. Or,
étant donnés ces facteurs, on peut supposer qu'une
modification de l'un d'entre eux entraînera la
rupture de l'équilibre normal de leurs rapports.
Que le sérum du sang soit altéré, que les conditions physiques qui président à la filtration se
modifient, que la membrane osmotique vivante
soit lésée, le liquide qui passera sera modifié
dans sa composition, et l'albuminurie pourra

traduire le trouble de la fonction rénale. Cette proposition suppose que l'albuminurie ne peut se produire à l'état normal; ce qui est loin d'être admis par tous les auteurs. Comme un chapitre spécial sera consacré à la discussion de cette question si importante au point de vue thérapeutique, j'aborderai de suite l'étude des conditions anormales de l'albuminurie.

1° *Altération du sang.* — Parmi les éléments constitutifs du liquide sanguin, plusieurs ont été accusés de pouvoir déterminer l'albuminurie. Les matières albuminoïdes du sang ont tout naturellement été incriminées; on a invoqué des perturbations soit dans leur qualité, soit dans leur quantité; d'autres ont fait jouer le principal rôle aux matières non albuminoïdes. Enfin on a imputé ce symptôme à l'introduction dans le sang de substances qui lui sont normalement étrangères. — Je rappellerai brièvement ces différentes théories.

a) MODIFICATIONS QUALITATIVES DE L'ALBUMINE DU SÉRUM SANGUIN. — Lehmann, Corvisart, Schiff, Vogel avaient déjà admis que l'albumine pouvait passer à travers le rein grâce à une *diffusibilité* plus grande qu'à l'état normal; Jaccoud s'était rallié à cette opinion, Semmola lui a donné tout son développement, la mettant à la base de l'étiologie du mal de Bright. Mais cette théorie manque de preuves solides; les plus favorables, comme Senator, avouent *qu'il n'est pas invraisemblable que dans certaines affections, peut-être aussi dans la maladie de Bright, il y ait des modifications qualitatives des matières albuminoïdes du sang; mais ce que nous ignorons absolument, c'est en quoi ces modifications consistent.* En effet, il a été impossible de les préciser scientifiquement et de découvrir la moindre différence entre l'albumine du sang et celle de l'urine : tous les caractères différentiels qui ont été donnés ont disparu devant des arguments péremptoires. Certains expérimentateurs ont tenté de déterminer l'albuminurie chez l'homme ou chez les animaux par l'absorption de différentes substances albuminoïdes, albumine de l'œuf, caséine, lait, gélatine, etc. Les résultats ont été contradictoires, positifs ou négatifs selon les auteurs, quelquefois différents pour un même expérimentateur. Et quand bien même l'introduction dans l'organisme d'albumines différentes de la séro-albumine déterminerait toujours, à coup sûr, l'albuminurie, s'en suivrait-il nécessairement que l'albuminurie puisse être due à des modifications de cette séro-albumine ? Lécorché et Talamon font en effet observer avec raison que ces albumines introduites expérimentalement agissent non pas en tant que matières albuminoïdes, mais en tant que substances étrangères à l'organisme, et déterminent par leur élimination des lésions rénales constatables au microscope, ce qui permet à l'albumine du sérum de passer dans l'urine.

b) MODIFICATIONS QUANTITATIVES DE L'ALBUMINE DU SÉRUM. — Gubler a émis la théorie de l'hyperalbuminose. D'après cet auteur, l'albuminurie est causée par l'excès, absolu ou relatif, de l'albumine dans le sang. La théorie de Gubler, qui étendait cette notion à l'étiologie du mal de Bright, n'est plus acceptable. Mais il est possible que si, dans des conditions spéciales, le sang se charge d'une quantité anormale d'albumine, celle-ci soit éliminée en partie comme substance étrangère et inutile. Les expériences d'Estelle et Faveret, qui déterminent la sérinurie ou la globulinurie par injection de sérine ou de globuline, certains faits, à la vérité fort infidèles et inconstants, tendant à montrer l'excrétion d'urines albumineuses à la suite des repas, moment où la quantité de matières albuminoïdes mises en circulation est à son maximum et à plus forte raison à la suite d'ingestion d'aliments exclusivement albuminoïdes, sont en faveur de cette opinion. Plus récemment Rosenbach l'a rajeunie par la théorie de l'*albuminurie régulatrice* : le rein aurait pour fonction de régulariser la composition du plasma sanguin ; lorsque l'un de ses éléments est en excès par rapport aux autres, le rein en élimine le superflu ; c'est ainsi que pourraient s'expliquer les albuminuries observées en dehors de toute lésion rénale.

c) MODIFICATIONS DES MATIÈRES ALBUMINOÏDES DU SANG. — Au contraire de l'hyperalbuminose, la subalbuminose, l'hydrémie, avaient été invoquées par certains auteurs comme causes possibles d'albuminurie (Mialhe, Canstatt, Ziegler); mais leurs conclusions étaient dues à la mauvaise conduite des expériences qui leur avaient servi de base : Stokvis a montré en effet que des injections d'eau par petites quantités répétées ne produisaient pas d'albuminurie; celle qu'avaient obtenue d'autres expérimentateurs, comme Magendie, par des injections massives, était due à des ruptures vasculaires dans le rein, entraînant en même temps de l'hématurie.

Hoppe-Seyler, von Wittich, de Nasse ont

montré que le pouvoir de filtration de l'albumine augmente proportionnellement à la quantité de sels contenue dans la solution filtrante. Peut-on en conclure que, dans l'organisme, l'excès de sels détermine l'albuminurie? Les recherches poursuivies dans cette voie ont donné des résultats divers : Wundt, Rosenthal ont provoqué l'albuminurie par la privation de chlorure de sodium ; Stokvis a échoué en employant le même procédé ; Lépine a vu l'albuminurie suivre l'absorption en excès du même sel. A côté de ces expériences contradictoires, Lécorché et Talamon font remarquer que, si la surminéralisation peut augmenter la filtrabilité de l'albumine, cela ne prouve pas qu'elle puisse à elle seule déterminer sa filtration à travers le rein.

d) INTRODUCTION DANS LE SANG DE SUBSTANCES ÉTRANGÈRES. — « Tout principe chimique, étranger à l'économie, introduit en solution dans le sang, détermine l'albuminurie. » (Lécorché et Talamon.) L'expérimentation a montré le bien-fondé de cette proposition, qui se trouve réalisée dans une foule de circonstances pathologiques. On sait quel rôle joue actuellement dans la pathologie l'intoxication, et quel sens large ce mot a pris sous l'impulsion des nouvelles doctrines.

L'infection n'agit, au moins pour une part, que par l'intoxication que déterminent les produits solubles des microbes. En outre, le jeu normal des fonctions de nutrition met en liberté des produits dont la toxicité n'est plus à démontrer : M. Gaucher, au point de vue qui nous intéresse, a décrit le mécanisme de l'albuminerie due à l'auto-intoxication. Enfin, les poisons venus du dehors ne sont pas moins actifs à faire passer l'albumine dans les urines. Nous verrons souvent la clinique invoquer le facteur albuminerie dans les maladies. Mais actuellement, au point de vue pathogénique, il faut dire que l'intoxication n'agit pas en tant qu'altération de la crase sanguine. Si les poisons engendrent l'albuminurie, c'est qu'ils déterminent dans le rein des lésions, que l'histologie nous a fait connaître, lésions qui sont la cause réelle, efficiente du symptôme.

2° *Modification des conditions physiques de la filtration*. — Les conditions physiques d'une filtration, capables d'en modifier le cours, sont : *a*) la pression du liquide filtrant; *b*) la vitesse du courant de la circulation; enfin *c*) sa température. Examinons successivement les trois ordres de phénomènes dans leurs rapports avec l'albuminurie.

a) L'opinion primitive, en quelque sorte classique, concernant le rôle de la pression sanguine, énonçait que la quantité d'albumine filtrée était proportionnelle à l'élévation de la tension, lorsque les travaux de Runeberg apportèrent des résultats opposés. Il montra que l'albumine passait au contraire en quantité d'autant moindre que la pression était plus forte. Cette assertion fut vérifiée par la plupart des expérimentateurs (Gr. Stewart, Senator, Lécorché et Talamon). Elle concorde d'ailleurs avec certains faits cliniques que nous aurons à étudier plus tard, et au point de vue qui nous occupe, signalons-en de suite l'importance : on voit en effet quelle utilité il y aura à rechercher la tension vasculaire chez les albuminuriques, et à s'efforcer de la relever. Pourtant l'influence de la stase veineuse sur la genèse de l'albuminurie n'est plus à démontrer : la clinique prouve surabondamment que l'albuminurie peut être causée par la stase veineuse; l'expérimentation a fourni les mêmes données, dans les mains de Robinson, de Ludwig, de Senator, d'Overbeek. Et cependant la première conséquence de cette stase veineuse est d'élever la pression sanguine. Mais, outre que l'hypertension n'est pas un facteur bien puissant d'albuminurie, les effets de la stase veineuse sont plus complexes et, à côté de l'hypertension qui en résulte, il faut noter le ralentissement du courant sanguin, ce qui amène à parler de l'influence de la vitesse de la circulation sur la filtration rénale.

b) Étant donné le fait que l'albuminurie pouvait être déterminée par les expériences qui, s'adressant tantôt à la circulation artérielle, tantôt à la circulation veineuse, entraînaient de l'hypotension, ou de l'hypertension, mais toujours le *ralentissement du courant sanguin*, Litten, Posner, Heidenhain, Bamberger, Charcot, attribuèrent à ce dernier facteur le phénomène observé. Ils pensèrent que l'influence de la vitesse était prépondérante, et prédominait sur celle de la pression. Lécorché et Talamon démontrèrent expérimentalement que le passage de l'albumine se faisait en effet d'autant plus facilement que le courant était plus ralenti. Ils ont en outre montré par l'histologie que la stase veineuse amenait une diminution de pression dans les glomérules, et pour eux, « quel que soit le trouble circulatoire déterminé expérimentalement, l'albuminurie reconnaît pour cause, dans les cas de ligature de l'artère comme dans les cas de ligature veineuse, la diminution de la vitesse du sang combinée à l'abaissement de la pression ». Quoi qu'il en soit de ces théories, deux conditions demeurent établies : l'albuminurie est favorisée par le ralentissement du courant sanguin et par l'abaissement de la pression.

RÔLE DU SYSTÈME NERVEUX. — C'est ici que nous devons faire rentrer le groupe des albuminuries d'origine nerveuse : en effet, c'est par son action sur la circulation du sang, c'est en créant les conditions que nous venons d'exposer, que le système nerveux peut déterminer l'albuminurie. Les expériences, fort nombreuses, et portant sur des points variés de ce système, l'ont prouvé; je rappellerai seulement celle de Cl. Bernard, où l'albuminerie est provoquée par la piqûre du plancher du quatrième ventricule. La clinique nous montrera d'autre part le rôle des maladies nerveuses dans la genèse de l'albuminurie.

RÔLE DE LA STASE URINAIRE. — C'est par la compression des capillaires intrarénaux due à la distension des canalicules urinifères que la stase urinaire produit des troubles circulatoires, qui peuvent être suivis d'albuminurie (Charcot et Gombault, Straus et Germont, Albarran).

c) Quelle est enfin l'influence de la température sur la filtration de l'albumine? Les recherches de A. Lœwy, poursuivies sous la direction de Senator, ont montré que l'albumine filtrait d'autant mieux que la température du liquide filtrant était plus élevée, et ces conclusions n'ont pas été controuvées. Quelques cliniciens attribuent à cette cause certaines variétés d'albuminuries fébriles.

3° *Lésions du filtre rénal*. — Quelles que soient les théories de la sécrétion rénale, un fait a été admis par tous les auteurs, à savoir qu'à l'épithélium rénal est dévolu le rôle de retenir l'albumine. Il en résulte que lorsque cet épithélium sera lésé, l'albumine ne sera plus retenue, il y aura albuminurie. Senator considère qu'à cette première cause s'adjoint la destruction des cellules qui ajoute les matières albuminoïdes qui les constituent à l'albumine du sérum pour faire l'albuminurie. Quoi qu'il en soit, l'expérimentation comme l'anatomie pathologique montrent que les lésions du rein s'accompagnent d'albuminurie.

Mais certains auteurs vont plus loin, et nous ne pouvons omettre l'opinion, défendue si ardemment par Lécorché et Talamon, que toute albuminurie témoigne d'une lésion rénale. Toutes les autres causes que nous avons énumérées ne seraient que des causes secondaires : les altérations de la composition du sang, le ralentissement de son courant, l'abaissement de sa pression, n'agiraient qu'en déterminant dans le rein des lésions constatables au microscope, lésions qui seules permettent le passage de l'albumine. Nous aurons à revenir sur cette théorie en discutant la réalité de l'albuminurie physiologique. Nous devons dire dès maintenant que dans son absolutisme elle n'a généralement pas été adoptée, et que si elle se trouve vérifiée et admise dans des cas particuliers, la majorité des auteurs pensent que certaines albuminuries peuvent se produire sans altération du parenchyme rénal. Senator en donne comme preuve la cessation de l'albuminurie suivant la disparition des conditions physiques qui l'avaient provoquée, conditions qui, par conséquent, n'avaient pas laissé de lésions organiques.

Il resterait à dire quelle est la lésion élémentaire de l'albuminurie; cela suppose que nous savons exactement le siège du passage de l'albumine. Il est à peu près démontré aujourd'hui que ce passage a lieu par le glomérule de Malpighi, et la glomérulite serait, parmi les lésions

rénales, le substratum anatomique de l'albuminurie. Cependant il ne faudrait pas être trop
absolu, et le terme qui semble actuellement traduire l'opinion de la majorité des auteurs est celui
de *glomérulo-néphrite*.

Nous avons dit au début de ce chapitre que
toutes ces causes s'associent le plus souvent, et
qu'en clinique il est utile de savoir les reconnaître. Mais nous avons vu qu'à propos de chacune
d'elles bien des théories, souvent opposées, ont
été soutenues, de sorte que l'analyse en quelque
sorte schématique que nous avons faite ici ne
pourra pas toujours être poursuivie en clinique.

CHAPITRE II

Étiologie générale de l'albuminurie.

Pour la plupart des cliniciens, *l'albuminurie*
était synonyme de maladie de Bright. Mais peu à
peu les données de l'expérimentation, de l'analyse
chimique et de la clinique vinrent renverser cette
notion. On étudia les diverses conditions qui peuvent provoquer la présence de l'albumine dans les
urines, et l'analyse montra la complexité des faits
réunis sous ce même nom ; la recherche systématique de l'albumine dans les urines de tous les
malades, à laquelle se sont astreints peu à peu
les médecins, fit découvrir le grand nombre
d'affections qui pouvaient se compliquer à un
moment donné d'albuminurie, ou comporter ce
symptôme dans leur évolution normale. Si bien
que quelques médecins furent amenés à considérer l'albuminurie comme souvent due à un

2

simple trouble fonctionnel, d'autres même, comme un phénomène physiologique. Énumérer les maladies dans lesquelles elle peut se rencontrer, c'est passer en revue presque toute la nosologie. L'albuminurie peut apparaître dans toutes les maladies générales, dans les infections, dans les intoxications, dans les maladies de la nutrition; on constate sa présence dans une foule d'affections locales de sièges très divers.

I. — MALADIES GÉNÉRALES

A. *Maladies infectieuses.* — On sait l'importance qu'occupe actuellement ce groupe de maladies, c'est aussi un des plus intéressants au point de vue de l'albuminurie. On peut y distinguer les maladies infectieuses aiguës et les maladies infectieuses chroniques. La première catégorie comprend les maladies qu'on appelait autrefois *pyrexies* et *phlegmasies*, et qui sont caractérisées par la présence de fièvre; on doit ajouter aujourd'hui, et d'albuminurie. En effet, on sait actuellement que les processus infectieux, expérimentaux ou morbides déterminent toujours de l'albuminurie; d'après Lécorché et Talamon, la recherche de l'albuminurie minima serait positive dans toutes les fièvres. Grainger Stewart, prenant en bloc tous les malades fiévreux d'un hôpital, arrive à une proportion de 66 albuminuriques pour 100. Mais il est plus intéressant d'étudier chaque maladie séparément et d'y envisager la fréquence et l'évolution de l'albuminurie.

a) MALADIES INFECTIEUSES AIGUËS. — Un premier groupe de maladies aiguës comprend les fièvres éruptives et les affections analogues de l'enfance, telles que la coqueluche, la diphtérie, etc.

1° **Rougeole**. — La rougeole est certainement une des maladies infectieuses où l'albuminurie est le plus rare. On n'observe pas le symptôme dans son cours normal ni même généralement dans des formes graves; il a été reconnu exceptionnellement et, presque toujours, semble-t-il, dans des rougeoles d'une malignité particulière.

2° **Scarlatine**. — Il en est tout autrement de la scarlatine, où au contraire l'albuminurie se présente constamment, affecte des allures spéciales et très importantes à connaître, non seulement au point de vue doctrinal des albuminuries fébriles, mais aussi au point de vue de l'hygiène et de la thérapeutique des scarlatineux. L'albuminurie revêt deux formes cliniques différentes dans cette maladie. Il existe une albuminurie du début, albuminurie peu abondante, précoce et fugace, albuminurie fébrile à proprement parler, et qui correspond à toutes les albuminuries des maladies infectieuses. Elle ne se révèle pas ordinairement par des symptômes bruyants, et ce n'est qu'en la recherchant systématiquement chez tous les scarlatineux qu'on la trouve. Exceptionnellement, cependant, on a vu cette albuminurie s'aggraver, et se compliquer de phénomènes urémiques. Ce fait seul suffit à montrer que, pathogéniquement, elle ne diffère pas essentiellement de l'autre forme.

Celle-ci apparaît tardivement, à titre non plus de symptôme, mais de complication : c'est dans le décours de la maladie, ordinairement vers le début de la troisième semaine, qu'elle se manifeste. L'attention du médecin est appelée soit par des signes légers de néphrite, soit par une anasarque généralisée survenant brusquement, soit enfin par des signes secondaires de néphrite aiguë et d'urémie. Quoi qu'il en soit, il faut bien savoir que cette néphrite scarlatineuse est souvent grave, qu'elle peut entraîner la mort immédiatement, ou constituer la première étape d'une néphrite chronique (Cornil et Ranvier, Brault, Lécorché et Talamon), et que par conséquent il est de règle dans la scarlatine de s'efforcer de la prévenir par l'application de mesures appropriées d'hygiène thérapeutique.

3° **Variole.** — L'albuminurie est également
très fréquente dans la variole. M. Alb. Robin[1]
en distingue quatre variétés :

1° *L'albuminurie prévariolique* survenant avant
l'éruption est très rare, puisqu'une seule observation en est citée ;

2° *L'albuminurie transitoire du début*, ou de
la période suppurative, est très fréquente ;

3° *L'albuminurie abondante*, qui survient à
une époque quelconque du stade aigu ; elle est
en rapport avec la gravité plus grande du mal ;

4° *L'albuminurie tardive*, qui peut être due
soit à d'autres complications infectieuses de la
convalescence, soit à une néphrite post-variolique, et comparable à la néphrite post-scarlatineuse, comportant un pronostic encore plus
grave.

4° **Diphtérie.** — La diphtérie donne fréquemment lieu à de l'albuminurie ; les chiffres cités
par les auteurs ne sont pas concordants ; la statistique, donnée par M. Sevestre, établit une

---

1. Com. Ac. médec., 25 septembre 1888.

proportion générale de 40 à 70 p. 100. Cet auteur distingue l'albuminurie apparaissant dans l'angine loëfflerienne bénigne, peu fréquente et peu abondante, de l'albuminurie qui se montre plus souvent encore dans les diphtéries associées; elle est constante dans le croup. En général, l'albuminurie diphtérique n'est pas très grave; elle est passagère et ne s'accompagne qu'exceptionnellement de signes d'insuffisance urinaire.

A côté de l'albuminurie due à la diphtérie, nous devons citer, quoique appartenant en réalité à une autre catégorie de faits pathogéniques, l'albuminurie qui survient dans la convalescence de la maladie, à la suite des injections de sérum antidiphtérique. C'est là une question encore controversée, et que le temps seul élucidera. Toutefois, et quelle que soit l'interprétation à leur donner, il est des faits où une albuminurie non observée, quoique recherchée, dans le cours d'une diphtérie, est apparue à la suite d'injections sérothérapeutiques au milieu des autres accidents dits tardifs. En regard de ces cas, il convient de citer ceux qui ne sont peut-être qu'une réapparition, sous l'influence du sérum, d'une albuminurie préexistante, et enfin les cas d'albuminuries diphtériques paraissant guéries grâce à l'injection (Sevestre et Martin).

Nous passerons plus rapidement sur l'albuminurie d'autres maladies analogues telles que les *oreillons*, — où la néphrite relativement fréquente ne diffère guère de la néphrite scarlatineuse, — la *varicelle*, la *vaccine*, qui ne présentent qu'assez exceptionnellement cette complication rénale, ainsi que la *coqueluche*.

5° Les autres maladies infectieuses aiguës comprennent également l'albuminurie parmi leurs symptômes fréquents, qu'elles soient dues à un microbe spécifique connu ou non. Dans la *pneumonie*, la *fièvre typhoïde*, le *rhumatisme articulaire aigu*, l'albuminurie est, sinon constante, comme quelques auteurs l'ont avancé (Lécorché et Talamon), au moins très souvent observée ; comme dans les autres infections aiguës, elle apparaît dès la période d'état, et n'est pas abondante ; elle ne comporte pas un pronostic fâcheux par elle-même, mais son abondance est souvent le corollaire de complications graves. Cependant, de même que dans la scarlatine, la lésion rénale peut dominer la scène, au décours de la maladie, et l'albuminurie s'accompagne alors de symptômes urémiques légers ou graves ;

c'est ainsi que l'on a décrit *des formes rénales à la pneumonie, à la fièvre typhoïde ; dans le rhumatisme* également, il peut exister une néphrite grave. Il n'y a rien à dire de particulier des albuminuries du *choléra*, de l'*érysipèle*, de la *grippe*, du *tétanos*, de l'*infection puerpérale*, et *des septicémies chirurgicales*.

En résumé, toutes les maladies infectieuses aiguës peuvent s'accompagner d'albuminurie. Comment déterminent-elles ce symptôme, quelles sont dans ces affections les conditions pathogénitiques du départ de l'albumine du sérum? Nous devons d'abord dire que c'est surtout la globuline qui passe. C'est en partie à cette raison (Jaccoud) que le coagulum albumineux doit d'être contractile. On sait que le professeur Bouchard avait attribué une grande importance pronostique à ces propriétés physiques de l'albumine urinaire, dont la rétractilité témoignait d'une lésion rénale, et la non-rétractilité d'un simple trouble fonctionnel. Mais, d'une part, M. Lépine a établi que ces différences du précipité étaient dues au degré d'acidité et de densité de l'urine, et d'autre part M. Jaccoud a montré que la globuline se coagulait plus lentement.

Abordons maintenant la pathogénie de ces albuminuries. Tout d'abord, à ce point de vue, nous devons distinguer les deux variétés que nous avons presque constamment retrouvées dans chaque maladie, l'albuminurie grave, avec urémie, albuminurie secondaire, véritable complication, de l'albuminurie légère qu'il faut rechercher. La première est indéniablement due à une néphrite, dont le type anatomo-pathologique bien connu est fourni par la néphrite scarlatineuse et dont l'existence explique clairement le passage de l'albumine dans l'urine. L'autre, qui mérite le nom d'*albuminurie fébrile*, prête plus à la discussion. On peut invoquer, pour expliquer son existence, soit les altérations du sérum sanguin portant sur les urates, les chlorures, soit l'hyperthermie elle-même, dont on sait le rôle pathogénique expérimental, soit le ralentissement du courant sanguin (Lécorché et Talamon). Actuellement, la majorité des auteurs pensent que l'infection elle-même joue directement le principal rôle. Tout d'abord, on l'a accusée de provoquer une néphrite légère, passagère, néphrite bactérienne; mais depuis les travaux de Roux et Yersin sur la diphtérie et sur le rôle des toxines microbiennes dans les infections, on admet que les néphrites sont déterminées par les produits solubles des microbes, soit de l'agent spécifique de la maladie, soit des infections secondaires.

b) MALADIES INFECTIEUSES CHRONIQUES. — Elles présentent également de l'albuminurie avec une grande fréquence. Mais ici le symptôme relève de causes en général plus diverses, et différentes des précédentes.

1° **Tuberculose.** — L'albuminurie s'observe très souvent dans la tuberculose; nous aurions pu parler au paragraphe précédent de la tuberculose aiguë, à forme granulique, ou pneumonique; pour certains auteurs l'albuminurie y fait habituellement défaut; pour d'autres (Lécorché et Talamon) elle y est constante; quoi qu'il en soit elle relève de la même pathogénie que les albuminuries étudiées précédemment; ce sont des albuminuries fébriles, ou des albuminuries dues à la néphrite secondaire : on trouve alors, soit des granulations dans le rein, et cela surtout chez les enfants, soit simplement, d'après une observation de Durand-Fardel, des bacilles de Koch épars dans quelques vaisseaux et quelques glomérules, qui n'ont pas eu le temps d'organiser la lésion tuberculeuse.

Dans la tuberculose chronique, la présence de l'albuminurie est plus généralement admise. D'après Le Noir, elle existe dans 90 p. 100 des cas. Cette statistique ne concerne que les phtisiques. Nous laissons de côté, pour l'étudier avec les maladies des reins, l'albuminurie due à la tuberculose rénale. Dans la tuberculose pulmonaire chronique, l'albuminurie peut s'observer soit au début, soit plus souvent à la fin, à la période cachectique de la maladie ; enfin, récemment, M. Tessier a appelé l'attention sur l'*albuminurie prétuberculeuse*, apparaissant avant tout symptôme propre à la maladie. L'albuminurie des tuberculoses est le plus souvent due à la néphrite ; cependant elle peut exister sans néphrite (Le Noir) ; elle semble due dans ce cas à des causes diverses : dénutritions, troubles digestifs, altérations hépatiques, etc.

Les lésions rénales sont variables ; on peut trouver soit des tubercules, soit la dégénérescence graisseuse ou amyloïde, soit la néphrite brightique, à petit rein scléreux ou à gros rein blanc ; là encore on peut attribuer les lésions à des infections secondaires, au bacille de Koch ou à ses toxines : en effet les injections de tuberculine ont provoqué de l'albuminurie. M. Tessier la

considère même comme la cause de l'albuminurie prétuberculeuse.

2º **Syphilis**. — Nous pourrions répéter ici ce
que nous venons de dire pour la tuberculose. La
syphilis peut déterminer des lésions rénales
spécifiques, gommes, ou non spécifiques, dégénérescence amyloïde, néphrites chroniques de
divers types anatomiques, ou enfin elle peut provoquer de l'albuminurie sans lésions. Cliniquement celle-ci est précoce (syphilis secondaire) ou
tardive (cachexie syphilitique) et peut s'accompagner de symptômes urémiques. On rencontre
également l'albuminurie comme manifestation
de la syphilis héréditaire.

3º **Impaludisme**. — On peut distinguer une
albuminurie précoce, albuminurie fébrile : c'est
celle qui accompagne la fin des accès aigus; et
une albuminurie tardive, venant compléter la
cachexie paludéenne. La pathogénie de ces albuminuries ne diffère pas de celle des précédentes.
Dans les accès pernicieux, l'albuminurie est constante, et les altérations du rein jouent un rôle
capital dans la pathogénie de cette forme de
paludisme.

B. *Maladies néoplasiques*. — L'albuminurie
s'observe assez fréquemment dans les néo-

plasmes, et surtout dans les *cancers*. Elle est due à de la néphrite, qui présente souvent le type de la dégénérescence graisseuse des épithéliums, d'après Gaucher et Gallois. Ces auteurs rapprochent cette néphrite des néphrites infectieuses, soit, disent-ils, qu'on l'attribue à une infection secondaire, soit que l'on considère le cancer comme une infection par des psorospermies, ou comme une auto-infection par des cellules provenant de l'organisme.

C. *Intoxications*. — Il convient d'insister sur le rôle que l'on fait jouer dans les déterminations morbides aux toxines microbiennes. Cela permet de passer plus rapidement sur les albuminuries observées dans les empoisonnements; elles sont dues à des néphrites toxiques. Une des plus connues est la néphrite cantharidienne (Bouillaud, Rayer, Cornil, Brault, Gaucher). Sa cause la plus commune réside dans l'emploi des vésicatoires. Le mercure, l'arsenic, le phosphore, sont des poisons stéatosants, dont l'usage thérapeutique peut également déterminer l'albuminurie. Les acides et les alcalis, absorbés accidentellement, provoquent des néphrites graves. Enfin, les intoxications professionnelles, par le plomb (Charcot, Gombault), ou alimentaires, par l'alcool (Lancereaux), engendrent l'albuminurie.

D. *Maladies de la nutrition.* — **1° Goutte.** — L'albuminurie est fréquente chez les goutteux ; 26 p. 100 de ces malades présentent ce symptôme. Elle peut exister avant les attaques de goutte, chez les adolescents, futurs goutteux et affectés d'autres manifestations arthritiques ; elle se rencontre encore, légère, peu intense, dans l'attaque de goutte aiguë. Enfin la goutte chronique s'accompagne d'albuminerie avec tout son cortège de symptômes dépendant de la néphrite concomitante ; celle-ci affecte deux types : néphrite atrophique, scléreuse, ou néphrite urique, avec cristaux d'acide urique dans le parenchyme rénal. La néphrite peut manquer, et l'albuminurie dans ce cas est due à l'uricémie, comme plus tard la néphrite qui la provoquera. Ce qui caractérise l'évolution clinique de l'albuminurie goutteuse, c'est qu'elle est compatible pendant longtemps avec un état de santé relativement bon ; nous reviendrons longuement sur ce point en étudiant l'hygiène des goutteux.

2° Diabète. — L'albuminurie complique le diabète dans 43 p. 100 des cas, d'après M. Bouchard. Elle manque dans le diabète pancréatique. Dans le diabète gras, chronique, ordinaire, elle est souvent légère, intermittente, et due alors à l'élimination par le rein de substances albuminoïdes mal élaborées (Bouchard). Mais elle peut devenir abondante, s'accompager d'urémie, et assombrir singulièrement le pronostic; elle est alors causée par des lésions rénales, lésions d'ailleurs très variables, qui sont elles-mêmes provoquées soit par l'uricémie arthritique, soit par l'acétonémie (Albertoni et Pisenti). Enfin Gaucher et Gallois ajoutent à ces causes d'albuminurie les troubles digestifs et cardiaques — dont nous étudierons l'action plus tard —, les infections secondaires et en particulier la tuberculose. Il importe donc, au point de vue thérapeutique, de faire une enquête approfondie de l'état de son malade pour savoir dans quel sens diriger son intervention.

3° **Obésité.** — L'obésité peut se compliquer d'albuminurie dans un cinquième des cas. Son mécanisme pathogénique n'a pas été élucidé; le foie doit jouer un certain rôle, puisqu'on la trouve 68 fois p. 100 chez les obèses à gros foie, et 11 fois seulement p. 100 chez ceux dont le foie n'est pas augmenté de volume. M. Bouchard range l'obésité dans le groupe des maladies par ralentissement de la nutrition, et attribue par

conséquent l'albuminurie aux altérations humo-
rales qui en découlent.

4° *Albuminuries phosphaturiques.* — Alb. Robin
a dégagé ce type clinique et pathogénique : il a
montré qu'une petite quantité d'albumine peut se
rencontrer dans les urines en même temps qu'un
excès de phosphates chez les arthritiques après le
surmenage ou la suralimentation : c'est l'albuminurie phosphaturique simple, elle peut se compliquer de phénomènes brightiques ou de signes
de neurasthénie, d'où diverses formes cliniques
décrites par M. Robin.

Si nous résumons en une vue d'ensemble ce
groupe important de maladies générales, nous
voyons le rôle pathogénique prépondérant que
tient l'intoxication, qu'elle soit apportée par des
microbes, par des agents chimiques venus de
l'extérieur ou par des produits élaborés dans
l'organisme lui-même.

II. — MALADIES LOCALES

Ce n'est pas seulement au cours des maladies
atteignant tout l'organisme et des états diathé-
siques que l'on rencontre l'albuminurie. Celle-ci
peut encore être déterminée par des affections

semblant se localiser sur un seul organe, ou un seul système. Mais ces affections peuvent retentir sur toute l'économie par des voies multiples, tous les organes, tous les systèmes étant solidaires.

1° *Peau*. — Les affections de la peau déterminent assez fréquemment l'albuminurie. Mais il convient de distinguer des catégories très différentes parmi ses maladies; il est bien évident que les manifestations cutanées d'infections générales rentrent dans le cadre de celles-ci; c'est ainsi que s'expliqueront aisément l'albuminurie qui accompagnera le *lupus*, la *lèpre*, et d'autres maladies infectieuses. Parmi les dermatoses proprement dites, il faut encore distinguer les *traumatismes*. Au premier degré du traumatisme, nous pouvons citer le *froid*, et nous discuterons son action au chapitre des néphrites. Les *brûlures* s'accompagnent souvent d'albuminurie, même des brûlures peu profondes, lorsqu'elles sont assez étendues. L'*eczéma*, la *gale* et surtout le traitement de cette maladie dit de la *frotte*, le *lichen*, le *psoriasis*, le *purpura*, l'*érythème noueux*, l'*ecthyma*, l'*impétigo*, la *furonculose*, peuvent déterminer l'albuminurie; pour toutes ces maladies, les hypothèses qui ont été soutenues peuvent se ramener à quatre : on a incriminé soit un trouble réflexe par irritation des nerfs sensitifs, soit une intoxication par les principes des sécrétions cutanées normales non éliminées; soit une intoxication par des principes nuisibles pathologiques dont l'exutoire est tari, soit enfin l'infection.

2° *Appareil digestif.* — *a*) AMYGDALITES. — Au cours des amygdalites, on rencontre assez souvent l'albuminurie; on la trouve aussi souvent dans l'angine diphtéroïde à streptocopes. Dans ces cas, il s'agit soit d'une infection allant secondairement se localiser sur le rein, soit d'une infection générale à manifestation amygdalienne, d'une véritable maladie infectieuse analogue à la pneumonie.

b) DYSPEPSIES. — Tout différent est probablement le mécanisme des albuminuries liées aux troubles dyspeptiques. M. Bouchard a cité le chiffre de 17 albuminuriques sur 100 dilatés gastriques; l'albuminurie est en général, dans ces cas, légère et intermittente; aussi pour la plupart des auteurs, s'agit-il d'un simple trouble fonctionnel : au cours des dyspepsies, il se forme des matières albuminoïdes anormales qui s'éliminent par les reins. Pour d'autres, au contraire (Lécorché, Talamon, Hayem), ces principes toxiques provoquent une véritable néphrite, cause de cette albuminurie et origine quelquefois d'un mal de Bright.

c) INTESTIN. — L'albuminurie peut exister dans les maladies très diverses de l'intestin : on l'a signalée dans la typhlite, dans la diarrhée chronique, dans la dyspepsie intestinale, dans l'étranglement interne, dans la dysenterie, dans les troubles gastro-intestinaux de la première enfance (Parrot). Ici c'est encore la notion de l'intoxication ou de l'infection d'origine intestinale que l'on invoque aujourd'hui, à la place des troubles réflexes incriminés autrefois.

d) FOIE. — On sait le rôle important qui est attribué actuellement au foie dans l'arrêt des produits toxiques élaborés dans l'organisme, et en particulier dans le tube digestif. Aussi lorsque le foie est malade, surtout si l'altération hépatique est causée par l'intoxication, il se produit dans l'économie une surchage de poisons non neutralisés, qui aura son dernier effet sur le rein chargé de les éliminer; les urines renferment de l'albumine. Ainsi s'explique-t-on que, parmi toutes les maladies du foie, l'ictère grave est celle qui s'accompagne le plus constamment d'albuminurie.

3° *Appareil circulatoire*. — On observe l'albuminurie à la suite des affections cardiaques à la période où elles deviennent insuffisamment compensées; aussi l'albuminurie fait-elle partie du cortège de l'asystolie. Celle-ci peut en outre se localiser primitivement sur le rein, et l'insuffisance cardiaque se traduire uniquement par l'albuminurie. Le mécanisme de ce symptôme s'explique par le ralentissement du cours du sang.

4° *Sang*. — L'albuminurie est souvent liée à la chlorose, et comme dans ce cas elle est en général associée à des phénomènes de petite urémie, M. Dieulafoy a créé l'expression de *chloro-brightisme*. M. Lancereaux avait supposé que l'albuminurie tenait alors à l'aplasie artérielle existant dans le rein comme dans tout l'organisme des chlorotiques. Tout récemment, mais sans grandes preuves, le symptôme a été rapporté à des phénomènes d'auto-intoxication (Hanot). Pour M. Hayem enfin l'albuminurie est sous la dépendance des troubles dyspeptiques qui sont également l'origine de la chlorose.

5° *Appareil respiratoire*. — Les affections de l'appareil respiratoire peuvent engendrer l'albuminurie de manières très différentes : pour les unes, le phénomène relève de l'infection primitive ou secondaire à laquelle la muqueuse bronchique a servi de porte d'entrée : ainsi s'expliquent les albuminuries des bronchites purulentes (Bouchard), de la pneumonie et des broncho-pneumonies, de la gangrène pulmonaire, etc. Pour les autres, c'est le retentissement de ces maladies sur les fonctions du cœur qui est la cause mécanique de l'albuminurie : il en est de même des albuminuries que l'on observe dans les pneumonies chroniques, l'emphysème, etc., et qui déterminent le *rein cardiaque*.

6° *Appareil urinaire*. — Les maladies de l'appareil urinaire seront des premières à provoquer l'albuminurie, par les lésions rénales qu'elles déterminent. Évoluant isolément, les affections des voies urinaires inférieures n'engendrent pas ce symptôme ; cependant les urétrites, les pyélites, déterminent le plus souvent, ainsi même que certaines prostatites chroniques, des néphrites ascendantes, dont la pathogénie a été élucidée expérimentalement par M. Albarran. Mais ce ne sont pas ces néphrites qui sont le facteur le plus commun de l'albuminurie. Ce sont toutes les néphrites d'ordre médical, néphrites dont quelques-unes ont été étudiées avec la cause dont elles relèvent. C'est ainsi que nous n'avons pas à revenir ici sur les néphrites aiguës, étudiées avec les maladies infectieuses. Disons seulement que certaines néphrites aiguës, albumineuses, très comparables cliniquement à celles-ci, se développent primitivement, sans cause apparente ; la plupart du temps les malades les rattachent au froid. Dans ces dernières années, la néphrite *a frigore* a été battue en brèche comme les autres maladies *a frigore*. Il est incontestable pourtant qu'au cours d'une maladie infectieuse, c'est quelquefois un refroidissement brusque qui a été l'origne d'une néphrite, sa cause occasionnelle. Aussi peut-on supposer que lorsque le froid seul est reconnu par le malade, l'infection causale de la néphrite, légère, fugace, lui a échappé ; ce pourra être ainsi une grippe à manifestations peu accusées, une simple angine insignifiante, qui passent inaperçues.

7° *Appareil génital.* — Nous ne nous occuperons pas des albuminuries infectieuses qui accompagnent les orchites chez l'homme, les inflammations utérines ou annexielles chez la femme ; il nous faudrait répéter à leur propos tout ce que nous avons dit des autres maladies infectieuses. Mais nous devons plus insister sur l'albuminurie

de la grossesse. Celle-ci peut se produire après
l'accouchement, et est due alors à une infection
puerpérale, très atténuée quelquefois; elle se
rencontre souvent pendant le travail, et reconnaît
alors une cause réflexe. Mais très souvent aussi
elle existe au cours de la grossesse; c'est là
l'albuminurie qu'il est le plus important de connaître et de combattre, car elle est à l'origine de
l'éclampsie. La fréquence de cette albuminurie
est grande; la primiparité la favorise très nettement. Elle est due soit à une des nombreuses
causes d'albuminurie ayant agi avant la grossesse, soit à une néphrite spéciale, néphrite
gravidique, soit enfin à une lésion du foie
(Depaul, Virchow). Pour Lécorché et Talamon,
il n'existe pas de néphrite gravidique. La plupart
des auteurs pensent actuellement que ces albuminuries se relient quelquefois à une néphrite
ancienne, quelquefois à la néphrite gravidique,
que celle-ci soit due à des causes mécaniques
(compressions vasculaires ou urétérales), infectieuses, ou toxiques, avec participation pathogénique du foie (Bouffe de Saint-Blaise). Quoi qu'il
en soit, il faut rechercher systématiquement
l'albuminurie chez les femmes enceintes, et la
combattre dès qu'on l'a constatée; on peut ainsi

le plus souvent éviter les accidents éclamptiques (Tarnier).

8° *Système nerveux*. — Nous savons que l'expérimentation a pu produire l'albuminurie à la suite de perturbations très diverses du système nerveux. La clinique nous a déjà montré le rôle des réflexes dans le déterminisme de quelques albuminuries, principalement celles qui sont consécutives aux irritations cutanées; c'est ainsi que M. Bouchard a montré que la simple électrisation cutanée peut entraîner par voie réflexe le passage de l'albumine dans les urines. De même bien des maladies nerveuses présentent parmi leurs symptômes l'albuminurie; dans l'*épilepsie*, le phénomène suit l'accès dans la moitié des cas (Voisin et Péron); dans l'*hystérie*, il se rencontre également. Enfin la commotion cérébrale, les fractures du crâne (Duplay), les hémorragies cérébrales, les lésions des ventricules peuvent donner lieu à l'albuminurie. Certaines névroses à pathogénie encore mal élucidée, telles que la *chorée*, la *tétanie*, s'accompagnent quelquefois d'albuminurie, qui relève peut-être d'une infection dont le rôle dans ces affections est encore à l'étude.

Si nous résumons les notions acquises par

l'étude de ce groupe de maladies, nous aboutissons aux mêmes données que nous avait fournies le premier. A savoir que parmi toutes les conditions pathogéniques de l'albuminurie, c'est surtout la toxi-infection qui dans les maladies est le principal facteur de ce phénomène. Mais cette conception n'est pas définitivement établie ; car elle a actuellement remplacé en grande partie celle des réflexes, prépondérante il y a peu de temps encore. Elle a au moins ce mérite de fournir des indications thérapeutiques précises, et de se prêter aux moyens d'action dont le médecin dispose.

CHAPITRE III

Recherche de l'albumine dans les urines.

Depuis l'époque où Cotugno découvrit l'albuminurie en observant que certaines urines pré-
sentaient ce caractère de se prendre par la chaleur
en une masse blanche semblable à du blanc
d'œuf, la chimie urinaire a fait bien des progrès;
l'étude des albumines urinaires s'est compliquée,
et elle risquerait de jeter la confusion si l'on ne
précisait pas bien le sens qu'il faut attribuer
nosologiquement au mot albuminurie. En effet,
au sens strict, il comporte la présence de toute
matière albuminoïde dans l'urine. Et de fait
certains auteurs se sont laissé entraîner par un
excès d'exactitude terminologique; ils ont réuni
sous ce nom des corps dont la signification pathologique n'est pas du tout la même; il convient
de bien s'entendre sur ce point, et de délimiter

le mot albuminurie à notre seul point de vue médical.

En effet, les matières albuminoïdes qui peuvent accidentellement se rencontrer dans les urines sont nombreuses : ce sont, d'abord l'albumine du sérum qui passe dans les urines à la faveur des conditions que nous avons énumérées dans le chapitre précédent ; en second lieu la matière albuminoïde du sang, l'hémoglobine ; puis les produits de la digestion des substances albuminoïdes de l'alimentation, peptones, propeptones ; enfin la matière albuminoïde du mucus, la mucine, le pus, etc. Le passage de ces différentes substances dans les urines n'est nullement provoqué par les conditions déjà étudiées ; ce sont d'autres facteurs pathogéniques, plus ou moins bien élucidés actuellement, et que nous n'avons pas à étudier ici, qui en sont cause. Il convient de donner à ces modifications particulières des urines les noms de *hémoglobinurie*, *peptonurie*, *propeptonurie*, *mucinurie*, *pyurie*, selon la substance contenue, et de réserver le nom d'albuminurie à cet état des urines qui les rend coagulables par la chaleur quand cet état est dû à la présence de l'albumine du sérum sanguin. L'albuminurie ainsi comprise, ainsi définie, ne peut plus être confondue avec l'hémoglobinurie, ou avec la peptonurie; ces états sont très différents les uns des autres par la signification, la valeur séméiologique, de même que par les réactions chimiques qui les décèlent.

Ce sont ces réactions révélatrices de l'albuminurie que nous allons maintenant étudier, et pour cela nous devons d'abord rappeler brièvement la composition de l'albumine du sérum. On sait que celle-ci est constituée par deux substances albuminoïdes distinctes, l'une appelée *sérine* ou *séro-albumine*, l'autre, qui appartient au groupe des globulines, appelée *séro-globuline*. Le procédé le plus simple de séparation de ces deux corps, procédé dû à Denis (de Commercy) et renouvelé plus tard par Hammarsten, consiste à saturer le sérum par le sulfate de magnésie, qui précipite la séro-globuline. Ces deux corps sont en proportion variable dans le sérum, selon l'état pathologique ou même physiologique où on les observe. Normalement, le chiffre de la sérine surpasse celui de la séro-globuline environ du double; généralement, ce rapport se retrouve dans les urines albumineuses, de même du reste que dans les transsudats (Hoffmann). Mais il est évidemment sujet à variation, selon la cause qui provoque l'albuminurie; il y aurait là toute une

série de recherches à poursuivre; quelques jalons
ont seuls été posés jusqu'ici. D'après Hoffmann
le contenu en globuline augmente par l'inanition,
et dans les maladies; Senator a noté la prédominance de la globuline à la suite de la destruction de l'épithélium rénal, et d'autres auteurs
l'ont également observée (Estelle, Werner, Hammarsten, P. Jeanton).

La globuline prédominerait surtout dans les
néphrites aiguës.

Au contraire, une seule observation de sérinurie,
due à Hoffmann, est citée par Senator, consé-
cutive à un cancer gastrique.

En clinique, on se contente de rechercher la
présence de l'albumine dans son ensemble. Différents procédés sont en usage, ayant chacun des
avantages et des inconvénients, qu'il nous faut
connaître. *A priori* le procédé de choix serait
celui qui ne révélerait que l'albuminurie et qui
la révélerait même lorsqu'elle est réduite à d'in-
fimes proportions; en un mot le meilleur réactif
devrait être à la fois le plus sensible et le plus
exact. Cela posé, passons en revue les procédés
les plus usuels.

1° *Chaleur*. — La chaleur est le procédé le plus
ancien, puisque c'est lui qui a fait découvrir

l'albuminurie : il est basé sur ce fait qu'une urine albumineuse acide, chauffée quelques instants à 60°, se trouble par un précipité floconneux blanchâtre, qui s'accroît, et finit par tomber au fond du récipient. Ce procédé n'est pas à l'abri de tout reproche.

Certaines urines non albumineuses se troublent par la chaleur : c'est ainsi qu'un excès de phosphates alcalino-terreux se précipite grâce au dégagement d'acide carbonique qui le tenait en dissolution, dégagement dû à la chaleur. Mais quelques gouttes d'acide acétique font disparaître le précipité, et l'urine redevient claire; lorsque le trouble est produit par l'albumine, il persiste au contraire en présence de cet acide. Cependant un excès d'acide acétique dissout également le précipité albumineux; il y a par conséquent là quelques précautions délicates à prendre.

De même une urine albumineuse peut ne pas devenir trouble après avoir été chauffée; si on recherche alors la réaction au papier de tournesol, on constate que l'urine est alcaline : en effet, une ou deux gouttes d'acide acétique ajoutées à la solution précipitent immédiatement l'albumine.

D'après ce qui précède on voit que la chaleur combinée à l'acide acétique employé avec les précautions nécessaires est un réactif excellent, en ce qu'il ne décèle que l'albumine, et ne permet la confusion avec aucun autre corps. Malheureusement il n'est pas d'une très grande sensibilité : les urines renfermant moins de 5 à 10 centigrammes d'albumine par litre ne sont pas coagulées par la chaleur. Si l'on se contentait de ce procédé, on laisserait certainement échapper des cas d'albuminurie minima.

2° *Acide nitrique.* — Le procédé de l'acide nitrique est, avec celui de la chaleur, un des plus répandus et des plus commodes. La densité de l'urine étant inférieure à celle de l'acide nitrique on peut facilement superposer, dans un tube ou dans un verre, deux couches de ces deux liquides, sans qu'elles se mélangent. Lorsque l'urine renferme de l'albumine, celle-ci se coagule à l'union des deux surfaces, en une zone moyenne, opalescente, blanche, et nettement délimitée.

Différentes causes d'erreur doivent également être évitées : c'est ainsi que dans les urines riches en urée, l'acide nitrique détermine un précipité de nitrate d'urée, qui se dépose également dans la zone de contact des deux liquides ; mais ce précipité se fait lentement, et est si nettement cristallin qu'il est difficile de le confondre avec l'albumine.

Les urates sont également précipités par l'acide nitrique; mais deux faits les différencient aisément du coagulum albumineux, dont l'aspect est sensiblement le même : le précipité se constitue dans ce cas non pas entre la couche d'acide et celle d'urine, mais dans les couches supérieures de l'urine, près de la surface. En outre il se dissout par la chaleur, au contraire de l'albumine.

Enfin il faut avoir présent à l'esprit qu'après l'absorption de certains produits médicamentaux, tels que les résines de cubèbe, de copahu, la térébenthine, l'urine contient des acides résineux, qui se comportent en présence de l'acide nitrique comme l'albumine.

La mucine ne constitue pas une cause d'erreur à proprement parler : en effet elle ne se précipite que dans les dilutions étendues d'acide nitrique, se dissolvant à nouveau dans l'acide fort; en sorte qu'il arrive que dans les couches inférieures de l'urine, pénétrées légèrement par l'acide azotique, la mucine se dépose; elle forme alors un nuage irrégulier, situé sous celui de l'acide urique, mais encore bien au-dessus de celui de l'albumine.

Le procédé de l'acide nitrique est un peu plus sensible que celui de la chaleur : en effet il révèle la présence d'albumine dans des solutions qui en contiennent de 3 à 5 centigrammes par litre ; mais ces chiffres montrent assez que ce réactif n'est pas suffisant pour renseigner d'une manière certaine dans tous les cas.

3° *Acide picrique.* — L'acide picrique est un réactif bien plus sensible de l'albumine ; il précipite celle-ci dans des urines qui n'en contiennent qu'un centigramme par litre. C'est cette sensibilité qui en recommande l'emploi ; car son exactitude n'égale pas celle des procédés que nous avons déjà exposés. Ce procédé est entaché de plusieurs causes d'erreur, qu'à la vérité on peut éviter en les connaissant, mais qui n'en rendent pas moins son maniement plus délicat et plus infidèle.

En effet l'acide picrique ne précipite pas seulement l'albumine urinaire, mais encore certaines autres matières albuminoïdes qui peuvent accidentellement se rencontrer dans l'urine sans comporter la même valeur séméïologique : ce sont les *peptones*, la *mucine*, les *alca-*

loïdes, le *sulfate de quinine*, et enfin certaines matières azotées, telles que les *urates*. Pour éviter la confusion avec les peptones, les alcaloïdes et les urates, il est un moyen bien simple : il consiste à chauffer le précipité, qui, dans ce cas, se dissout, tandis qu'au contraire le précipité albumineux ne fait qu'augmenter par la chaleur. La distinction de la mucine est plus difficile : pour certains auteurs, elle est même impossible. En Angleterre, où ce réactif est très employé, on a cherché à le disculper de cet inconvénient : Johnson a nié que l'acide picrique précipitât la mucine. G. Stewart avoue la réaction, mais il l'a vue torpide, lente à se produire, et contrastant avec la coagulation rapide et plus abondante de l'albumine.

L'acide picrique peut s'employer de plusieurs manières ; quelquefois il est mélangé à l'acide citrique ; mais il faut bien savoir que le mélange picro-citrique (réactif d'Esbach) précipite plus sûrement la mucine que l'acide picrique seul. Il est préférable de s'en servir en solution aqueuse saturée ; celle-ci est d'une densité très faible (1903), et ne se mélange que lentement à l'urine, de sorte que le louche produit par la coagulation albumineuse contraste nettement avec la limpidité de l'urine non encore pénétrée du réactif. Nous avons déjà dit que la chaleur augmentait ce trouble, et pouvait le rendre plus apparent dans des urines qui ne renferment que de minimes proportions d'albumine.

Enfin, il faut connaître une deuxième cause d'erreur. La réaction ne se produit qu'en milieu acide, car le picrate d'albumine est soluble dans les alcools. Et quoique Johnson ait prétendu que l'addition de la solution picrique suffit à acidifier l'urine alcaline, il sera plus prudent d'y ajouter une ou deux gouttes d'acide acétique.

On voit que l'emploi de l'acide picrique, rendu précieux par sa sensibilité comme réactif, est plus compliqué et doit être plus entouré de précautions que celui des autres procédés.

Les réactifs, dont nous avons parlé jusqu'ici, sont des réactifs simples, au point de vue de leur composition, c'est-à-dire qu'ils sont constitués par un corps unique. Nous en avons passé sous silence divers autres analogues, tels que l'acide métaphosphorique, l'acide chromique, l'acide phénique, l'acide trichloracétique, dont l'usage, beaucoup moins répandu, sort du domaine de la clinique, où nous tenons à nous renfermer. Mais différents urologistes ont combiné l'action de ces corps dans des formules composées, dont trois au moins jouissent d'une certaine vogue, et doivent être connues; ce sont le réactif de Tanret, le réactif de Millard et le réactif d'Olivier.

5° *Réactif de Tanret.* — La formule de ce réactif est la suivante :

Iodure de potassium pur.......	3 gr. 32
Bichlorure de mercure.........	1 gr. 35
Acide acétique................	20 cm³.
Eau distillée.................	Q. S. pour 100 cm³.

Ce réactif a été donné par Tanret comme le plus sensible; en effet il commence à fournir un louche appréciable dans des solutions d'albumine à 3 ou 5 milligrammes par litre. Mais cet avantage est atténué par de multiples inconvénients : l'iodure mercuro-potassique précipite les peptones, les propeptones, les alcaloïdes, les urates, d'autres matières azotées de la désassimilation, telles que la xantine, la créatinine, la guanine, etc. Il est vrai que ces précipités se dissolvent par la chaleur, tandis que celle-ci est sans action sur le coagulum albumineux. Mais la présence de l'acide acétique dans le réactif de Tanret lui adjoint encore la propriété de précipiter la mucine; on dit bien que ce précipité est plus ténu, plus poussiéreux que celui de l'albumine ; cependant comme l'indication de ce réactif sensible réside dans la recherche de minimes quantités d'albumine, on conçoit que cette différenciation des précipités par leur aspect objectif soit des plus malaisés.

5° et 6° *Réactifs de Millard et d'Olivier.* — Les mêmes remarques s'appliquent à peu près à ces deux réactifs. Leur sensibilité est la même ; leurs inconvénients à peu près semblables ; voici la formule de leur composition.

Réactif de Millard (de New-York) :

Acide phénique cristallisé...............	7 gr. 76
Acide acétique pur....................	27 gr. 21
Liqueur de potasse (à 56 gr. de potasse pour 944 d'eau)...............	85 gr. 53

Il ne précipite pas les alcaloïdes, et la réaction est plus nette que celle du réactif de Tanret en présence de petites proportions d'albumine.

Réactif d'Olivier :

Solution de tungstate de soude (20 p. 100).....	
Solution saturée d'acide citrique (100 p. 60)...	āā
Eau distillée................	

Les inconvénients de ce réactif sont ceux des deux précédents ; mais sa sensibilité l'emporte sur la leur, du moins lorsqu'on l'emploie combiné à la chaleur.

Tels sont les principaux procédés employés pour la recherche qualitative de l'albumine dans les urines. Si on les compare entre eux, une première conclusion se dégage, c'est que la sensibilité de ces réactifs est inversement proportionnelle à leur exactitude; c'est ainsi que la chaleur comme l'acide nitrique, qui sont d'un emploi suffisamment sûr et pratique, ne décèlent que les quantités relativement considérables d'albumine; tandis que l'usage des réactifs composés que nous avons cités, et qui sont, selon l'expression de Lécorché et Talamon, les réactifs de l'*albuminurie minima*, est rendu difficile par les nombreuses causes d'erreur qu'ils comportent. Entre les extrêmes se tient l'acide picrique, qui est d'une délicatesse très précieuse en même temps que d'un maniement aisé: aussi Gr. Stewart le recommande-t-il comme le plus parfait des réactifs de l'albuminurie. Toutefois, il est toujours plus sûr de le rechercher en même temps par plusieurs procédés.

Des procédés *quantitatifs* ont été proposés en presque aussi grand nombre que les procédés qualitatifs, mais la plupart sont peu employés en clinique. Le véritable procédé chimique, le seul qui soit d'une exactitude scientifique, c'est la pesée : son principe consiste à précipiter toute l'albumine de l'urine, soit par la chaleur, soit par l'alcool, — à recueillir ce coagulum, et à le peser. Mais il entraîne une série d'opérations délicates, et qui réclament la main expérimentée d'un chimiste. Il n'est donc pas utilisable en clinique. Celle-ci n'a pas davantage retenu les procédés basés sur les dilutions, les liqueurs titrées, la polarisation de la lumière, etc. — La pratique a *consacré l'usage de la méthode d'Esbach*, qui consiste à graduer des tubes par des essais préliminaires fournis par des solutions albumineuses de titre connu sur lesquelles on fait réagir la liqueur indiquée par cet auteur, et dont la formule très simple est la suivante :

```
Acide picrique en cristaux........  10 gr.
Acide citrique pur...............  20 gr.
Eau .............................  Q. S. p. 1 litre.
```

Ce procédé se recommande surtout par sa simplicité, mais il n'est pas à l'abri de tout reproche : il partage ceux que l'on a adressés à l'acide picrique, et surtout au mélange picro-citrique ; il n'est donc pas d'une très grande exactitude. En outre, la graduation du tube est limitée ; elle peut aussi avoir été faite d'une manière erronée.

Enfin, il arrive que le coagulum albumineux ne se dépose pas au fond du tube, reste en suspension dans le liquide, et ne puisse être évalué.

Pour résumer ces discussions, il convient d'indiquer le *modus agendi* que nous avons adopté, et que nous croyons nécessaire et suffisant pour les besoins de la pratique. Nous procédons d'abord à la recherche de l'albuminurie par la chaleur de la manière suivante : on verse dans un tube à essai environ 10 centimètres cubes de l'urine à étudier, préalablement filtrée; on l'acidifie avec une goutte d'acide acétique, et l'on porte la partie supérieure de la couche de liquide sur la flamme bleue d'un. bec de Bunsen ou d'une lampe à alcool; bientôt la portion chauffée louchit, ou, selon la quantité contenue, se prend en masse, contrastant en tout cas avec la portion inférieure restée limpide. Ensuite, nous vérifions avec l'acide nitrique le résultat obtenu; dans ce but, nous employons le procédé de Gubler, dit *procédé du verre*. Dans un verre à pied, conique, on verse l'urine filtrée; puis tout doucement, et le long des parois du verre, on ajoute l'acide nitrique; celui-ci glisse jusqu'au fond du verre, où il se réunit en repoussant au-dessus de lui l'urine moins dense. A l'intersection des deux liquides se forme le disque albumineux; quelquefois celui-ci est masqué par une effervescence, qui se produit au contact de l'acide et de l'urine, et qui est due au dégagement d'acide carbonique en excès; mais lorsque les dernières bulles ont crevé à la surface, l'anneau d'albumine est apparent. De même les pigments biliaires, l'urohématine peuvent former des anneaux colorés qui peuvent rendre moins nette la formation de l'anneau albumineux; un peu d'attention suffit pour attribuer à chaque anneau sa valeur; de même nous ne revenons pas sur les anneaux de la mucine et de l'acide urique, dont nous avons déjà parlé comme cause d'erreur. — Lorsque ces deux procédés ont fourni un résultat positif, il existe plus que des présomptions en faveur de l'albuminurie; si les données en sont contradictoires, ou lorsqu'on suppose une albuminurie minima, on peut terminer par la recherche à l'aide de l'acide picrique. On emploie dans ce but le liquide d'Esbach, que l'on doit toujours avoir sous la main en vue de l'analyse quantitative. Dans un tube à essai, on verse 10 centimètres cubes environ d'urine, puis doucement quelques gouttes de réactif; s'il existe de l'albumine, elle louchit les couches supérieures, aux points où diffuse le liquide picrique; en chauffant à ce niveau, on s'assure que le trouble n'est pas dû à des matières autres que l'albumine, et quelquefois même l'urine se trouble alors qu'à froid elle restait limpide, insensible à l'action du réactif.

Lorsqu'on est bien convaincu de la présence de l'albumine, il convient d'en mesurer la quantité. Pour cela, on emploie un tube gradué, dit *tube d'Esbach*, on y verse l'urine filtrée jusqu'à la lettre U gravée sur les parois du verre, puis au-dessus, jusqu'à la lettre R, le liquide d'Esbach. On bouche avec un bouchon de caoutchouc, et on renverse plusieurs fois de suite le tube de manière à obtenir un mélange parfait des deux liquides. Cela fait, on laisse reposer le tube à l'abri de toute secousse, et après vingt-quatre heures, on lit sur la graduation la quantité d'albumine, qui s'est déposée dans le fond.

CHAPITRE IV

Procédés de diagnostic de la perméabilité rénale.

Il va sans dire que le cadre de cet ouvrage ne me permet pas de m'étendre sur ces questions qui, tout en relevant du laboratoire, apportent à la clinique un sérieux appoint.

Je me borne donc à les énumérer.

Mais je dois mettre en garde, surtout les jeunes cliniciens qui seraient tentés d'attribuer à ces signes une valeur trop importante, pour établir leur diagnostic et leur pronostic. Car l'examen clinique attentif et approfondi du malade doit conserver tous ses droits; il est souvent en désaccord avec les méthodes d'exploration, et dans ces cas, tout en s'éclairant des renseignements qu'il apporte, le laboratoire ne doit être considéré que comme un auxiliaire précieux, mais dont l'appoint n'est pas prépondérant.

Cependant, ces méthodes permettent souvent de prévoir le danger qui menace, et leurs indications doivent inspirer le traitement prophylactique, afin de détourner, si possible, les accidents graves dont elles annoncent l'apparition prochaine.

La *cryoscopie* est l'étude du point de congélation des urines. Ce point est en rapport avec le nombre des molécules.

Cette méthode donne des résultats très variables.

La multiplicité des procédés que l'on emploie reflète bien l'infidélité de cette méthode.

A l'aide du *bleu de méthylène*, Achard et Castaigne ont recherché les variations qui permettent d'apprécier l'état de la perméabilité du rein.

Lorsqu'on fait absorber par voie digestive ou par la voie sus-cutanée du bleu de méthylène, cette substance s'élimine par l'urine qu'elle colore en bleu. La rapidité et la durée de cette élimination seraient sous la dépendance du fonctionnement rénal.

Chez un individu sain, le bleu apparaît dans l'urine au bout d'une demi-heure, l'élimination dure de quarante à soixante heures. Le retard dans l'apparition est un signe d'imperméabilité.

Dans les néphrites épithéliales le bleu apparaît plus tôt.

En étudiant les recherches entreprises sur cette méthode d'exploration si intéressante, on constate qu'il règne encore sur cette question de nombreuses divergences et qu'il ne s'agit pas d'une méthode dont la valeur est encore indiscutablement établie.

On recherche également la perméabilité rénale à l'aide de substances qui s'éliminent rapidement par l'urine : tels sont l'*iodure de potassium* et le *salicylate de soude*.

L'iodure de potassium injecté apparaît rapidement dans l'urine. Pendant les premières vingt-quatre heures la quantité éliminée varie entre 15 et 30 milligrammes pour 4 centigrammes d'iodure injecté. Quand la perméabilité rénale est diminuée, la quantité d'iodure éliminée peut n'être que la moitié de l'élimination normale.

Lorsqu'on injecte 1 centimètre cube d'une solution de salicylate de soude, à 30 p. 100, l'élimination commence un quart d'heure après l'injection, elle dure huit à douze heures, et la quantité éliminée est de 3 à 15 centigrammes. Chez les individus sains ce sel est éliminé en totalité pendant les cinq premières heures. Cette élimination est retardée dans les néphrites interstitielles et semblable à la normale dans les néphrites épithéliales.

La *phlorizine* injectée sous la peau détermine l'apparition du sucre dans l'urine. Il faut s'assurer au préalable que le sujet n'est pas diabétique. On constate alors que le sucre apparaît dans les urines une demi-heure après l'injection et que la glycosurie dure de deux à quatre heures. Pendant ce temps un à deux grammes sont ainsi éliminés.

L'irrégularité de l'épreuve phlorizinique indiquerait une lésion rénale et une altération dans la fonction éliminatrice.

A mon maître M. le professeur Bouchard revient l'honneur d'avoir démontré que l'urine normale est toxique. Il a créé toute une méthode pour établir le degré de toxicité de l'urine, toxicité dont il a étudié et recherché les causes. Il a montré que la quantité normale suffisante pour tuer un kilogramme de lapin est en moyenne de 45 centimètres cubes.

Or lorsque les poisons sont produits en excès, l'urine devient plus toxique et la mort survient plus rapidement chez l'animal injecté. Par contre, lorsqu'un obstacle s'oppose à l'élimination normale des poisons de l'organisme, l'urine devient moins toxique ; cette rétention des poisons produit l'auto-intoxication qui mène à l'urémie.

Cette méthode d'investigation peut apporter son appoint, lorsqu'on veut rechercher l'état de dépuration urinaire. C'est en appliquant cette méthode que, dans des recherches entreprises avec M. le professeur Potain, nous avons pu établir que l'alimentation par le poisson rendait l'urine très toxique.

CHAPITRE V

Albuminurie physiologique et orthostatique.

En réunissant dans le même titre la dénomination de physiologique et d'orthostatique, je ne voudrais pas qu'on puisse penser que ces deux termes sont synonymes, et pourtant je les associe parce qu'ils impliquent un fait clinique des plus important pour le diagnostic et le traitement : à savoir, que les individus qui présentent ces deux formes d'albuminurie sont des gens dits bien portants, ou en tout cas ne présentant pas les signes d'une affection en rapport avec une lésion rénale. Et tout d'abord une première question fort importante doit être posée : L'albuminurie physiologique existe-t-elle réellement?

Comment cette notion s'est-elle constituée? Uniquement par la statistique. Des cliniciens

comme Leube, Senator, Capitan, G. Stewart
ont recherché systématiquement l'albumine chez
une catégorie d'individus réputés bien portants,
comme les soldats, qui sont constamment soumis
à l'observation des médecins, et ils ont constaté
un pourcentage très notable d'albuminuriques.
Or ces soldats, examinés avec soin, ne présen-
taient aucun trouble dans leur santé et étaient
aussi endurants que les autres. Ainsi s'est établie
la notion qu'il pouvait exister une albuminurie
physiologique.

Or, il me semble inutile de prolonger la discussion sur ce terrain, et de nombreuses objections se présentent dès l'abord qui s'opposent
à ce qu'on considère la présence de l'albumine
comme un fait normal et physiologique. Tout
ce qu'on peut dire c'est que ces individus parais-
saient bien portants.

Mais le fait d'avoir choisi des soldats pour
établir cette notion est fort critiquable. Il en est
de même de ceux qui ont fait des recherches sur
les enfants des écoles.

Nous observons tous les jours des personnes
atteintes de néphrite, dont la lésion reste latente
et absolument sans symptôme pendant des
années.

Pour que ces statistiques eussent une réelle valeur, il faudrait que ces soldats et ces enfants fussent suivis dans le cours de leur existence.

On pourrait alors affirmer que cette albumine, dite physiologique parce qu'ils étaient alors bien portants, n'était pas le premier stade d'une lésion rénale, légère, superficielle, passagère et intermittente. Tant que cette démonstration ne sera pas faite, nous ne saurions admettre l'existence d'une albuminurie physiologique. Et en effet que nous apprennent ces observations?

Que le travail musculaire, tantôt diminue la proportion des albuminuriques, tantôt l'augmente. G. Stewart examinant des soldats trouve une proportion de 29 p. 100 d'albuminuriques avant tout exercice; au retour d'une marche modérée il ne trouve plus que 19 p. 100. — Mais par contre, après une marche longue, pénible, et les soldats étant lourdement chargés, il trouve 64 p. 100.

Dans le premier cas l'exercice avait eu un effet salutaire, dans le second il y avait eu surmenage, c'est-à-dire intoxication.

Il a constaté des résultats analogues chez les enfants. Avant le jeu de ballon, exercice violent durant une heure, il trouva, chez les enfants de l'orphelinat d'Édimbourg, 4 p. 100 d'albuminuriques et 60 p. 100 à la fin de cette rude récréation.

Mais dans ces observations sommes-nous renseignés sur l'hérédité de ces soldats et de ces enfants? Combien d'entre eux ont apporté en naissant une débilité héréditaire organique du rein, qui constitue une prédisposition à l'irritation fluxionnaire et congestive de cet organe? Savons-nous s'ils n'ont pas eu une maladie infectieuse qui a laissé un reliquat sous forme de troubles histo-chimiques, des cellules rénales?

Toutes ces notions nous font défaut et, comme la pathologie générale nous apprend que ces antécédents sont le premier stade d'une maladie qui peut rester toujours latente, mais qui peut également évoluer ultérieurement, on ne saurait admettre l'intégrité absolue et physiologique de l'appareil rénal.

On peut appliquer le même raisonnement aux causes qui peuvent déterminer l'apparition de l'albumine chez des gens bien portants.

C'est ainsi que la *digestion* a une influence considérable. G. Stewart a trouvé 15 p. 100 de soldats albuminuriques avant le repas et 40 p. 100 après. C'est surtout le repas du matin qui augmente la fréquence de l'albumine.

D'après Johnson, les bains froids peuvent déterminer l'albuminurie. P. Stewart a vérifié cette assertion chez les enfants; il a trouvé 19 p. 100 d'albuminuriques avant les bains et 21 p. 100 après. Châteaudun, examinant des soldats, aboutit à des conclusions analogues : 71 p. 100 avant le bain, et 83 p. 100 après le bain.

J'ai constaté dans quelques cas le même effet après les bains chauds.

Les préoccupations, les chagrins, la colère, les travaux intellectuels, l'abus des excitations sexuelles peuvent également déterminer l'albuminurie.

Enfin il est une condition physique qui provoque l'albuminurie chez une certaine catégorie de personnes et surtout d'enfants, c'est la station debout.

Au repos et au lit, on ne constate pas trace d'albumine. Aussitôt que le sujet met pied à terre, comme si un réflexe était instamment déclanché, l'albumine apparaît. C'est à cette forme d'albumine que M. Teissier (de Lyon) a donné le nom d'orthostatique et c'est sous ce nom que cette forme d'albumine soi-disant physiologique, pour quelques cliniciens, a été étudiée par de nombreux observateurs.

Le nom d'orthostatique donné à cette variété
d'albumine a été fort bien choisi, car il exprime
le caractère clinique dominant. En effet, ce qui
caractérise cette forme c'est que l'albuminurie
apparaît dès que le sujet se tient debout. La
quantité d'albumine peut être même assez considérable. Dès que le sujet reprend la position
horizontale l'albuminurie disparaît. Il semble
donc bien que ce soient des causes d'ordre mécanique qui interviennent comme agents provocateurs de cette albuminurie. Très souvent elle
s'accompagne d'un état de santé parfaite et c'est
par hasard, à l'occasion d'une maladie passagère, que l'on constate la présence de l'albumine dans l'urine. Mais l'intégrité parfaite de
l'état de santé est plutôt exceptionnel et on
constate très fréquemment des symptômes qui
n'ont rien de caractéristique, mais qui reflètent
un trouble de la santé. Un fait important qui a
frappé tous les observateurs c'est que cette affection semble liée aux phénomènes de la croissance. Tantôt elle apparaît chez des sujets dont
la croissance est ralentie, qui sont pâles, anémiques, aux muscles peu développés, s'accompagnant très souvent de troubles gastro-intestinaux et de congestion du foie; tantôt on l'observe

chez des sujets dont la croissance a été très rapide et dont l'état de la nutrition suffisait avec peine à sa tâche d'édification et dans cette suractivité de la croissance, il y a une discordance dans le degré de développement des organes. Il en résulte certaines malformations organiques qui se traduisent au niveau du cœur par les symptômes de l'affection décrite sous le nom d'hypertrophie de croissance. La débilité rénale ainsi que les troubles circulatoires qui l'accompagnent se traduisent par l'albuminurie orthostatique. Ce qui semble prouver que cette forme d'albuminurie est bien en rapport avec la croissance, c'est qu'on constate souvent sa disparition totale et spontanée lorsque la période de développement est terminée. Cette guérison est-elle réelle et définitive? Un grand nombre de cliniciens le pensent, mais il faut reconnaître que les statistiques nous font défaut. Pour écrire l'histoire de cette forme d'albuminurie il faudrait pouvoir suivre les albuminuriques dans le cours de leur existence, et peu de médecins sont à même de le faire. Lorsque nous constatons les symptômes du mal de Bright nous ignorons le plus souvent les antécédents de ces malades. Mais la plupart d'entre eux ne peuvent nous renseigner sur leur albuminurie, car beaucoup n'ont pas souvenance que leur urine ait été examinée auparavant. Si la cause mécanique et le trouble circulatoire qui en résulte sont une cause indéniable de l'albuminurie orthostatique, il est certain que cette cause ne suffit pas, sans quoi tout le monde serait albuminurique. Il faut donc qu'il s'y ajoute toujours une autre cause, consistant soit dans une modification humorale, du sang et de la lymphe, soit dans une lésion de l'appareil glomérulaire ou éphitélial qui, pour être passagère, légère et liée aux modifications de pression, n'en sont pas moins des lésions réelles que le clinicien a le devoir de considérer comme n'étant pas sans importance pour l'avenir du sujet.

Le fait que cette variété d'albuminurie est presque toujours rattachée à la croissance de l'individu permet d'apporter à la pathogénie de cette affection une hypothèse qui présente selon nous un certain intérêt. En effet pendant la période de croissance les mutations nutritives de l'organisme sont portées à un haut degré d'intensité. La vie cellulaire n'a pas seulement à pourvoir à l'entretien de l'organisme, mais en outre à la formation des éléments anatomiques nouveaux qui concourent à l'édification de l'individu. Cette suractivité cellulaire résulte de l'intensité de ce que j'ai appelé « l'énergie de la croissance ». Ces manifestations énergétiques s'accompagnent d'un surcroît de déchets résultant des élaborations chimiques dont l'organisme est le siège. La qualité de ces déchets, dont le plus grand nombre sont toxiques, et la quantité de ces déchets sont corrélatives de l'intensité de la croissance. Dès que la période de croissance est terminée, le rein n'a plus à éliminer que les déchets du fonctionnement normal de l'organisme, il est débarrassé de cette surproduction qui agissant comme un poids additionnel pouvait constituer un véritable surmenage pour le rein et y déterminer une lésion de néphrite toxique. Il va sans dire que ce mécanisme qui existe chez tous les enfants ne déterminera de l'albuminurie qu'autant que ces adolescents présentent un appareil rénal préalablement taré par une lésion héréditaire ou acquise, portant non seulement sur le rein mais encore sur le système vasculaire et surtout sur le système nerveux qui règle la circulation rénale. J'ai insisté à dessein sur ces considérations pathogéniques parce qu'elles pourront nous inspirer des idées directrices pour le traitement de l'albuminurie orthostatique. Il convient de signaler deux formes d'albuminurie orthostatique dont la pathogénie implique des indications pour le traitement. Dans quelques cas on a constaté la coexistence d'un rein mobile et enfin, d'après MM. Teissier et Poncet, un certain nombre de ces albuminuriques seraient des candidats à la tuberculose et cette albuminurie pré-tuberculeuse ne serait que le premier stade d'une néphrite tuberculeuse.

CHAPITRE VI

L'albumine dans les néphrites et le mal de Bright.

Tout médecin consulté pour une raison quelconque doit examiner lui-même et séance tenante l'urine de la personne qui vient le trouver.

On peut être surpris de trouver ici cette recommandation si élémentaire. Je pense cependant qu'elle n'est pas inutile. On ne saurait croire combien souvent des malades qui viennent me consulter après avoir été soignés par des médecins très en renom, répondent à mes interrogations au sujet de leur urine, en disant qu'elle n'a pas été examinée.

Ces confrères enseignent, bien entendu, à leurs élèves que cet examen est indispensable, mais ils négligent parfois eux-mêmes de le faire et même de le prescrire.

C'est en faisant systématiquement l'analyse de l'urine de toute personne qui vient vous consulter, qu'on constate le grand nombre de gens qui ont de l'albumine.

Beaucoup de ces albuminuriques sont bien portants et ne présentent aucun symptôme de maladie.

Nous avons précédemment étudié comment il faut envisager l'albuminurie physiologique, mais quand on constate la présence de l'albuminurie il faut avant tout en rechercher la cause et la signification.

Certaines personnes ayant des quantités d'albumine minime sont vouées à une mort rapide, tandis que d'autres qui ont 1 à 2 grammes d'albumine continuent à se bien porter.

J'observe depuis vingt ans un officier de cuirassiers, chez lequel j'ai constaté une forte quantité d'albumine, après une chute sur la tête au concours hippique. Depuis cette époque la quantité d'albumine n'a pas varié, mais cet officier, très actif et très sportif — n'a jamais été malade. — Cependant dès que l'on constate la présence de l'albumine dans l'urine la première question qui doit se présenter à l'esprit du clinicien, c'est de rechercher s'il s'agit d'une maladie des reins, d'un mal de Bright. Puis il devra établir quelle est la variété anatomique de la lésion rénale, car le pronostic, l'hygiène à recommander, le traitement à suivre dépendent de ce diagnostic.

L'albuminurie par elle-même n'est pas un symptôme menaçant, mais elle est pour ainsi dire comme une cloche d'alarme qui attire l'attention sur l'état du rein.

L'analyse chimique et surtout l'examen histologique sont de précieux auxiliaires, mais ils ne doivent pas faire reléguer au second plan l'examen clinique pour établir le diagnostic.

L'albumine quand elle s'accompagne de la présence de cylindres épithéliaux indique bien que le rein est malade et qu'il existe de la néphrite. Mais il est difficile d'apprécier l'étendue de la lésion, et tout le pronostic dépend de ce fait.

Si la lésion du rein est profonde mais peu étendue, le malade peut vivre normalement sans symptômes et sans troubles dans sa santé. La lésion rénale est circonscrite, elle est entourée de tissu fibreux qui constitue comme une barrière et l'empêche de s'étendre. Ce sont ces lésions que P. Cuffer avait étudiées sous le nom de néphrites parcellaires et qui sont caractérisées par un taux fixe d'albumine.

Par conséquent un sujet peut avoir une forte quantité d'albumine et son état peut ne comporter aucune gravité.

Mais, d'autre part, des quantités d'albumine minimes s'accompagnent souvent de symptômes graves. C'est qu'en effet les lésions superficielles et épithéliales sont, dans certaines formes de néphrites mixtes, dominées par les lésions scléreuses, interstitielles. Les réactions intercellulaires fibreuses étouffent les éléments cellulaires, entravent l'apport des éléments de la nutrition, et retiennent dans les espaces lymphatiques les déchets toxiques à la vie cellulaire. Dès lors la dépuration urinaire est entravée, et pour peu que la lésion soit généralisée aux deux reins, cette entrave est le prélude de l'urémie. Dans un chapitre suivant nous rechercherons comment on peut dépister l'évolution de cette lésion, et quels sont les moyens qu'on peut employer pour s'opposer à sa marche envahissante, et pour la faire rétrocéder.

CHAPITRE VII

Signes révélateurs de la gravité
d'une albuminurie.

L'albuminurie peut persister pendant des années, sans s'accompagner du moindre trouble dans la santé.

Cependant ce serait une faute que de laisser un albuminurique s'endormir dans une fausse sécurité. Car sous une influence parfois légère, un refroidissement, une grippe, un surmenage, il pourrait s'éveiller avec des symptômes graves et rapidement mortels.

Le plus souvent cette aggravation ne se produit pas soudainement.

Elle est précédée par une période plus ou moins longue, pendant laquelle apparaissent des signes, qui semblent au premier abord n'avoir aucun rapport avec une affection rénale, et qui pourtant sont des symptômes précurseurs de l'orage qui va éclater.

Savoir les reconnaître à temps et les combattre par un traitement approprié, telle doit être la grande préoccupation du clinicien ; car le plus souvent il est en son pouvoir, surtout dans les premières périodes, de faire disparaître les menaces de l'urémie.

Les signes sont de deux ordres, et ils s'apportent réciproquement un mutuel appui par leur coïncidence. Ce sont d'une part les symptômes cliniques, et d'autre part les résultats des recherches de laboratoire sur l'état de la perméabilité rénale.

Les signes précurseurs tels que les observations cliniques récentes les ont établis sont les suivants :

Les *troubles auditifs*, caractérisés par des sifflements dans les oreilles.

Des *vertiges* de forme et d'allure très variées, n'allant pas en général jusqu'à la chute et à la perte de connaissance : le malade éprouve comme un éblouissement, puis il voit les objets tourner autour de lui. Il se raccroche à ce qui l'entoure, et dès qu'il trouve un point d'appui, il reprend son aplomb. Mais quelquefois sa marche reste titubante pendant quelques instants et il persiste un sentiment de malaise, d'angoisse, d'insécurité, qui se dissipe lentement.

Lorsque ces symptômes se répètent, ils font naître chez le malade des *modifications du caractère*. Il devient triste, irritable, et il n'est pas rare que l'hypocondrie persistante fasse naître des inquiétudes, et même des idées de suicide.

Les malades se plaignent souvent de *fourmillements dans les mains*, surtout le matin au réveil, s'accompagnant, au niveau d'un ou de plusieurs doigts, de la sensation du *doigt mort* qui est pâle, exsangue, froid, et très sensible. Cet aspect contraste avec celui des autres doigts et de la main dont la circulation reste normale.

A ces spasmes vasculaires se rattachent les *crampes douloureuses dans les mollets* et une sensation particulière de froid aux jambes.

Certains cliniciens attachent une grande importance au *signe de l'artère temporale*, lorsqu'elle est flexueuse et dilatée; mais ce signe ne possède de valeur que lorsque l'artère est fortement indurée et quand il coïncide avec d'autres symptômes de l'artériosclérose.

Les troubles de la miction indiquent des modifications de l'appareil rénal. Ils consistent le plus souvent dans des *envies fréquentes d'uriner*. Le malade est troublé dans son sommeil par le besoin d'uriner. En même temps il y a polyurie. La quantité d'urine augmente notablement.

La *bouffissure* et la *pâleur de la face* sont des signes qui dès l'abord peuvent aiguiller le médecin dans le recherche d'une néphrite.

Les maux de tête, les *névralgies*, les *migraines* survenant chez des personnes qui ne sont pas habituellement sujettes à ces manifestations neuro-arthritiques, sont le plus souvent l'indice d'une dépuration urinaire qui devient insuffisante et parfois le prélude d'accidents graves.

Les *palpitations* et l'*essoufflement* sous l'influence des efforts, ou apparaissant même spontanément, sous forme de crises d'asthme avec lesquelles on les confond souvent, sont des symptômes importants.

Les manifestations cutanées sont fréquentes, elles peuvent apparaître sous des aspects très variés; en général elles se traduisent par des *démangeaisons* surtout aux jambes et dans le dos : il en résulte du prurigo et des besoins de grattage qui peut infecter la peau et donner lieu à une véritable affection cutanée.

Les *troubles de la vue* sont d'une importance

capitale. L'examen ophtalmoscopique fait reconnaître l'existence d'une rétinite, qui peut précéder l'apparition de l'albuminurie, la faire prévoir, et permettre aussi le diagnostic précoce de la lésion rénale.

L'*insomnie* est un des symptômes les plus pénibles. Elle se manifeste souvent longtemps avant les autres signes. Elle a pour caractère particulier d'être rebelle au traitement, elle ne s'atténue et ne disparaît que lorsque la cause en est reconnue et que la thérapeutique vise l'amélioration de la dépuration urinaire.

Enfin la perte de l'*appétit* et les *troubles digestifs* sont souvent la première manifestation de l'urémie menaçante à forme gastro-intestinale qui s'accompagne d'érosions et même d'ulcération de la muqueuse des voies digestives.

L'examen des urines et les recherches sur la perméabilité rénale apportent un appoint des plus important pour le diagnostic précoce des accidents graves qui menacent les albuminuriques.

CHAPITRE VIII

Causes de l'urémie.

Ce qui constitue le véritable danger de l'albuminurie, c'est l'urémie, soit qu'elle apparaisse
dans sa forme lente et insidieuse, soit qu'elle
éclate dans sa forme aigue et dramatique.

Il est donc d'un grand intérêt de rechercher
les causes qui peuvent déterminer ces accidents
graves.

Cette étude ne présente pas seulement un
intérêt au point de vue clinique, elle comporte
un enseignement pratique, car on peut, dans une
certaine mesure, prévoir ces causes, les éviter,
et souvent, quand elles sont dépistées à temps,
les combattre avec succès.

Les causes de l'urémie sont les unes prédisposantes, les autres déterminantes.

On peut considérer comme prédisposante

tout d'abord l'*hérédité*. C'est là un fait sur lequel Rayer avait appelé l'attention, et sur lequel Charcot a justement insisté.

De même que, dans certaines familles, on meurt avec une fréquence marquée par des accidents cardiaques ou par des troubles cérébraux, de même l'hérédité transmet, sinon une lésion, du moins une véritable *fragilité rénale*. Il en résulte que les infections et les intoxications inévitables dans la vie et qui ne troublent que passagèrement le fonctionnement rénal de la plupart des gens, *mordent* sur ces prédisposés, et y laissent une tare qui va s'accentuant.

L'*âge* joue également un rôle évident parmi les causes prédisposantes. Il est certain qu'en avançant en âge la prédisposition s'accentue.

L'évolution de la vie est caractérisée par la minéralisation progressive des éléments anatomiques. La matière organique qui prédomine dans le jeune âge, diminue avec le temps et par contre les substances inorganiques et minérales augmentent. Cette action se traduit par la diminution de l'activité vitale des éléments nobles des organes, et par la prédominence du tissu fibreux, qui restreint les mutations nutritives.

Je laisse aux physiologistes le soin de démontrer si cette action est le résultat de l'évolution seule, ou si elle ne relève pas des toxi-infections de la vie.

Il s'agit là d'une loi générale, mais elle n'apparaît sur aucun organe avec plus d'intensité que sur le rein.

En effet, la plupart des organes ont des procédés de défense plus ou moins efficaces; le rein en possède également. Mais il faut considérer qu'il est livré presque sans merci à toutes les intoxications de l'organisme, puisque c'est lui qui est chargé de le débarrasser de tous les poisons qu'il fabrique et qu'une mauvaise hygiène lui apporte.

Il en résulte que ceux qui s'intoxiquent beaucoup ont un rein vieux avant l'âge, de même qu'une bonne hygiène conserve à certains vieillards une perméabilité rénale juvénile. Mais c'est là un fait exceptionnel. En général, ce que l'on a décrit sous le nom de rein sénile est compatible avec une santé excellente, mais constitue une prédisposition évidente pour l'urémie.

Je me souviens qu'en 1889, étant interne de M. le Prof. Landouzy, à l'hôpital Tenon, j'ai eu à donner mes soins à un homme de soixante-dix ans qui jusque-là n'avait jamais été malade. Il habitait la campagne et n'était jamais venu à Paris. Il était arrivé pour visiter l'Exposition. Cet homme me raconta que du matin au soir pendant cinq jours il se promena presque sans se reposer. Il fut pris de dyspnée et d'une grande faiblesse. Il ne tarda pas à succomber à des symptômes d'urémie. A l'autopsie, on constata de la sclérose rénale. Cet homme n'avait jamais été malade, il a donc succombé à une attaque brusque d'urémie déterminée par un grand surmenage.

Cette observation n'a rien d'exceptionnel. A partir de cinquante ans le rein est, par le fait de l'âge, prédisposé à la sclérose et à l'urémie.

Toute personne soucieuse de sa santé doit donc surveiller sa dépuration urinaire.

Beaucoup de gens sont en imminence d'urémie sans s'en douter. Il faut pour faire apparaître le mal un agent provocateur.

Je viens de signaler dans l'observation qui précède le rôle de la *fatigue* et du *surmenage*. Il ne s'agit pas seulement du surmenage par les exercices physiques qui projettent brusquement dans la circulation les déchets toxiques de l'activité musculaire, mais également encore de toutes les formes du surmenage, tel que les réalisent le

travail intellectuel, les préoccupations, les chagrins, et les excès génitaux. Mais de toutes les
causes déterminantes de l'urémie, aucune
n'agit avec plus d'intensité que les écarts de
régime.

J'étudierai plus loin avec détail le régime et
l'hygiène alimentaire qui conviennent aux albuminuriques; qu'il me suffise de signaler que les
attaques d'urémie sont fréquemment dues à l'alimentation.

Le vin, l'alcool, la viande, le gibier, le poisson
sont particulièrement dangereux. Mais les accidents ne dépendent pas seulement de la qualité
des aliments. Leur quantité et la manière dont
ils sont absorbés peuvent avoir une grande
influence. J'ai souvent constaté que ces accidents
urémiques survenaient après un repas trop
copieux, ou absorbé trop vite, ou après des discussions et contrariétés à table.

Il en résulte un état dyspeptique qui retentit
sur le cœur qui se dilate ; la pression artérielle
est modifiée, et le rein devient bientôt insuffisant.

L'urémie peut être provoquée par l'emploi de
certains médicaments, qui excitent le rein. Je
laisse de côté le chloroforme; son action sera
étudiée dans le chapitre spécial qui sera consacré

aux opérations chirurgicales chez les albumi-nuriques.

Mais *certains médicaments*, qu'on donne aux albuminuriques pour combattre des symptômes pénibles ou douloureux, peuvent devenir des agents provocateurs de l'urémie. Je signalerai l'antipyrine, le salicylate de soude, le pyrami-don, le sulfonal.

L'urémie est souvent déterminée par une maladie infectieuse. Je ne parlerai pas des maladies graves comme la fièvre typhoïde, la pneumonie, dans lesquelles le médecin se préoccupe constamment de la dépuration urinaire. Mais il convient d'insister sur des affections beaucoup plus banales où précisément cette préoccupation peut faire défaut ; et en effet la grippe, affection saisonnière, peut donner le coup de fouet à une affection rénale latente et déterminer l'urémie.

La grippe a le privilège d'être traitée par les malades eux-mêmes ou par des personnes étrangères à la médecine, dont on écoute si volontiers les conseils. Il en résulte que très souvent le médecin n'est consulté que lorsque survient une complication qui inquiète le malade ou son entourage.

J'ai maintes fois constaté qu'une affection

rénale grave avait eu pour point de départ, dans ses manifestations cliniques, une grippe que les malades avaient traitée avec insouciance.

Il est intéressant d'indiquer le rôle important d'une substance dont le caractère a été mis en relief par des recherches récentes; je veux parler du *sel marin*.

Le rôle du *sel marin* dans la pathogénie des œdèmes a été l'objet de nombreux travaux dans ces dernières années. Les recherches d'Achard et de Widal ont démontré l'influence du sel dans l'évolution et la marche des albuminuries avec œdème. Cette étude a apporté un contingent de notions utiles pour le traitement; mais sa portée est beaucoup plus considérable.

En démontrant l'affinité élective des reins dans la rétention des chlorures, elle a renforcé, par un argument de premier ordre, les théories histo-chimiques, dont les notions sont si fécondes en pathologie générale.

Le sang tend à conserver une constitution chimique toujours semblable et c'est grâce à cette régulation que se maintient l'état de santé.

Pour que le résultat soit obtenu, il faut que le sang soit, pour ainsi dire, en état de défense constante; car toutes les substances élaborées

par l'organisme y passent et empruntent sa voie
pour être éliminées par le rein. Si la fonction
rénale est modifiée ou entravée, les déchets s'accumulent en amont et l'intoxication apparaît. Le
sang réagit d'abord chimiquement pour neutra-
liser les poisons, mais il trouve dans les mailles
du tissu cellulaire une sorte de déversoir dans
lequel il peut se décharger de ces substances
nuisibles et éviter ainsi l'intoxication immédiate.
Or le sel paraît être un agent des plus actif de ce
mécanisme, grâce à l'équilibre osmotique qui
attire l'eau vers la solution la plus concentrée,
c'est-à-dire la plus riche en sel.

Chez les sujets atteints d'albuminurie et dépendant d'une néphrite épithéliale, on peut faire, à
volonté, apparaître et disparaître les œdèmes,
surtout au début, en faisant varier la quantité de
sel ingérée. D'après Widal, la cure de déchlorura-
tion suffit à amener la résorption des œdèmes.
Cette règle n'est cependant pas absolument
constante.

Lorsque les rouages des organes protecteurs
de l'organisme fonctionnent mal, celui-ci est
livré sans défense à l'intoxication, et c'est l'urémie qui en traduit le tableau clinique.

Ces considérations de physiologie pathologique

comportent des indications pratiques de premier ordre pour le traitement et l'hygiène des albuminuriques.

Car s'il est difficile pour le clinicien d'apprécier les lésions du rein, il n'en est pas de même du foie : on peut par son volume, par sa consistance, par sa sensibilité, par les recherches des pigments biliaires dans les urines et les selles, apprécier l'état du foie et sa valeur fonctionnelle. Comme ses troubles sont latents et précèdent l'urémie, soit chronique soit aiguë, on peut prévoir l'orage qui menace et, par une médication décongestive énergique, combattre efficacement et par avance l'urémie dont l'éclosion est imminente.

Il convient de signaler l'action attribuée par certains auteurs à l'adrénaline, substance excrétée par les glandes surrénales.

Il est certain que l'hypertension artérielle est un signe qui, dans la néphrite interstitielle, est l'avant-coureur de l'urémie.

Il est vraisemblable que plusieurs facteurs interviennent. Le rétrécissement mécanique du champ d'élimination par la sclérose rénale doit certes entrer en ligne de compte. La vasoconstriction des capillaires périphériques due à un réflexe vasculaire de cause histochimique et toxique est un autre élément ; quant à l'influence des capsules surrénales, elle n'est certes pas évidente dans tous les cas d'hypertension artérielle. Vaquez a démontré la coexistence fréquente de l'adénome surrénal avec certaines néphrites chroniques. Mais si cette lésion s'accompagne parfois de la suractivité de la sécrétion surrénale, il n'en est pas toujours ainsi chez les albuminuriques qui ont de l'hypertension artérielle.

En tout cas ces recherches fort intéressantes sur le rôle des surrénales dans l'urémie n'ont pas jusqu'ici apporté d'appoint utile pour le traitement des albuminuriques. Il n'en est pas de même pour le rôle du foie.

La fonction antitoxique du foie et ses rapports avec l'élimination rénale sont aujourd'hui établis par de nombreux faits expérimentaux aussi bien que par les observations cliniques.

Les deux organes retentissent l'un sur l'autre. Le foie, par ses actions chimiques neutralisantes, préserve le rein et lui épargne le contact de bien des déchets toxiques. Lorsque ses fonctions sont entravées, le rein ne tarde pas à subir les funestes effets de l'atteinte portée à son collaborateur. De même, lorsque le rein n'élimine plus comme il convient les poisons de l'organisme, il condamne le foie à une suractivité fonctionnelle qui le surmène d'abord et qui ne tarde pas à intoxiquer ses propres cellules.

En récapitulant l'ensemble des causes de l'urémie on voit combien est exacte la définition donnée par M. le prof. Bouchard :

« L'urémie est un empoisonnement complexe auquel contribuent, dans des proportions inégales, tous les poisons introduits normalement ou fabriqués physiologiquement dans l'organisme, lorsque la quantité de poison fabriquée ou introduite en vingt-quatre heures ne peut être éliminée dans le même temps par les reins devenus trop peu perméables. »

On voit donc combien le traitement des albuminuries d'origine rénale peut trouver d'indications utiles dans ces faits. C'est à l'habileté et au tact du clinicien qu'il appartient d'hiérarchiser ces différentes causes et d'apprécier leur enchaînement. C'est pour cela qu'on ne saurait formuler des règles précises et que je dois me borner à étudier les lignes générales du traitement et de l'hygiène des albuminuriques.

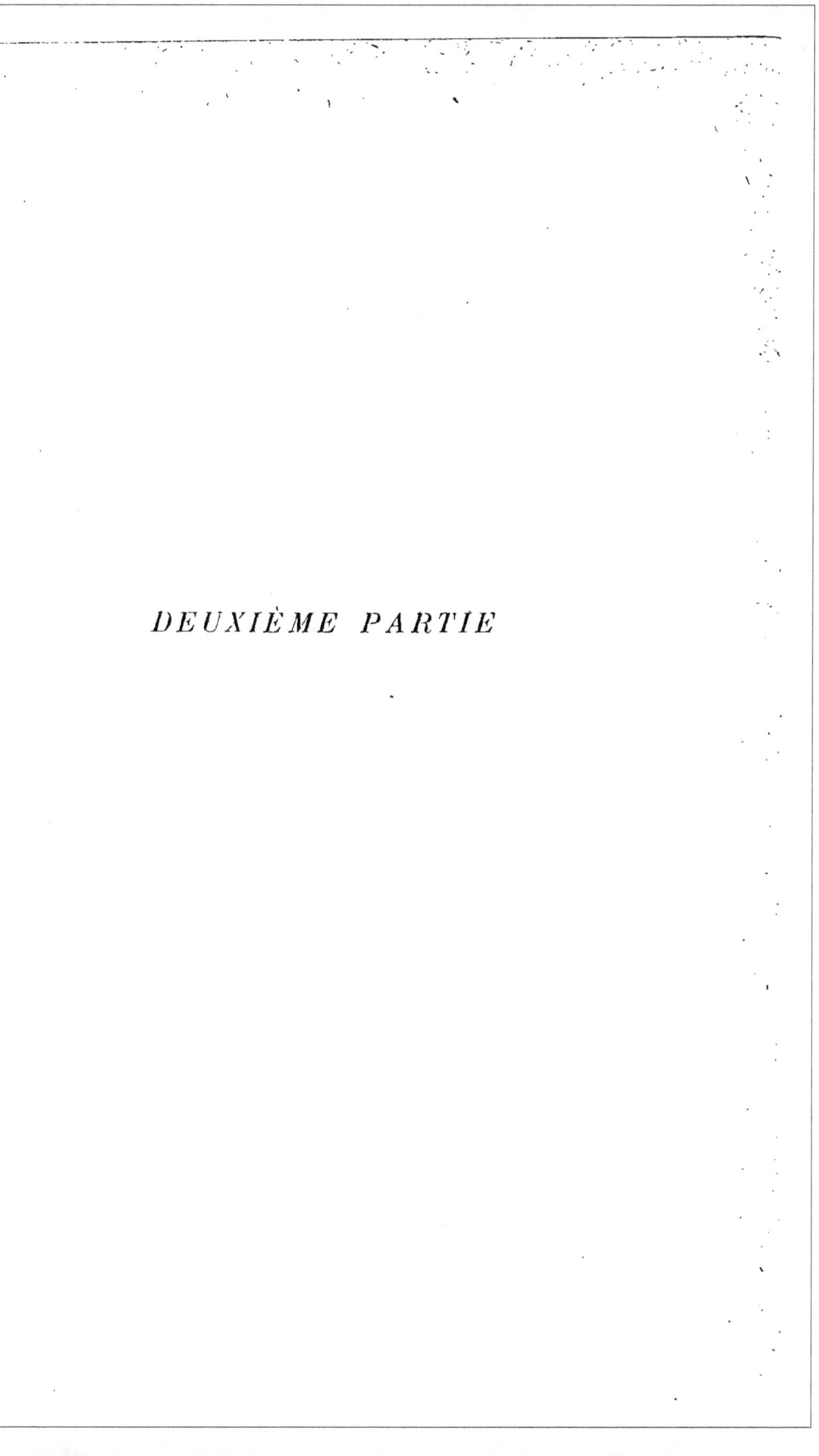

DEUXIÈME PARTIE

CHAPITRE I

Hygiène des voies digestives.

J'estime que ce chapitre est peut-être le plus important de cet ouvrage.

Nous ne possédons malheureusement aucun médicament capable de guérir l'albuminurie. Tous nos efforts pour traiter les albuminuriques se résument dans le régime alimentaire. Étant donnés les troubles de la dépuration urinaire, il faut s'efforcer de nourrir les malades à l'aide des substances alimentaires les moins nuisibles.

Presque tous les aliments renferment des substances toxiques ou qui peuvent le devenir. Normalement, l'organisme est en état de défense perpétuel et lutte avec avantage par les organes dont le rôle est antitoxique.

Mais avant d'étudier le régime alimentaire, il faut se préoccuper de l'état de l'appareil auquel est dévolue la fonction d'élaborer les aliments pour les transformer en substances nutritives.

Chez la plupart des albuminuriques, les voies digestives fonctionnent d'une façon anormale et les aliments les plus simples, comme le lait, peuvent devenir une cause d'intoxication.

On ne saurait donc trop porter son attention sur le fonctionnement des voies digestives. Les perturbations dont elles sont le siège sont très souvent la cause de l'aggravation des albuminuries et les agents provocateurs de l'urémie.

Il convient d'apprécier la capacité digestive de chacun et de formuler la quantité et la qualité des aliments suivant des appréciations qui dépendent moins souvent de règles précises que du tact et de l'habileté du médecin.

Le malade est trop souvent enclin à imposer à ses organes digestifs un travail qu'ils ne sont pas capables d'effectuer, d'où surmenage et épuisement de ces organes.

Et en effet, il se sent faible, surtout lorsqu'il est soumis au régime lacté; il éprouve le désir d'augmenter ses forces, et comme il pense avec raison que c'est dans les aliments qu'il retrouvera son énergie, il prend instinctivement une certaine quantité d'aliments, sans pouvoir apprécier s'il est capable de digérer ce qu'il absorbe, et c'est ainsi que, sans s'en douter, il détermine l'apparition de symptômes de surmenage et d'intoxication, provenant de cette suralimentation inconsciente.

Donc la quantité d'aliments doit être soigneusement étudiée et dosée suivant la capacité digestive de chaque albuminurique.

Mais si une trop forte quantité d'aliments peut entraver la guérison et même déterminer les accidents de la suralimentation, il n'est pas rare d'observer des troubles graves déterminés par l'absorption d'une trop forte quantité de boisson.

C'est là un des écueils du régime des albuminuriques et le médecin est souvent fort embarrassé dans ses prescriptions. Le régime lacté peut convenir comme aliment, mais il se trouve souvent contre-indiqué par la quantité de liquide que le malade est obligé d'ingérer.

C'est surtout chez les malades nerveux et déprimés que l'accumulation d'une forte proportion de liquide détermine de l'atonie de l'estomac. Il en résulte de la stase gastrique avec ses conséquences de modification dans le chimisme gastrique, et le surmenage des glandes qui cause bientôt leur insuffisance. Mais à côté de ces inconvénients, il s'en produit d'autres beaucoup plus graves, car ils déterminent des troubles immédiats; il s'agit des réflexes mis en éveil par la stase et l'irritation gastrique. Ces réflexes retentissent rapidement sur le territoire nerveux de l'innervation pulmonaire en y produisant un certain degré de vaso-constriction. Cette action physiologique se traduit par la dyspnée et une certaine gêne dans l'hématose. Mais elle agit également comme si on avait, à l'aide d'une ligature, rétréci le champ de la circulation pulmonaire, et cette entrave à la circulation augmentant la pression sanguine oblige le cœur à faire un effort supplémentaire pour vaincre cette résistance.

Or, on sait le rôle capital du cœur dans le maintien de l'équilibre de la circulation. Pour peu que le cœur soit préalablement fatigué, qu'il soit surchargé de graisse, qu'il ait subi un certain degré de dégénérescence, il se laisse dilater. Dès lors on peut observer les symptômes passagers du cœur forcé et, si cet état se prolonge, il n'est pas rare de constater les signes d'asystolies locales sur des organes déjà altérés. Le foie fait souvent les premiers frais de ce trouble circulatoire et, bientôt après, le rein cardiaque vient se surajouter comme complication au rein brightique.

La preuve que l'origine de ces troubles se trouve bien dans la dyspepsie des liquides, c'est qu'il suffit de faire cesser le régime lacté et de le remplacer par une alimentation à l'aide de bouillie pour voir cesser, comme par enchantement, tous ces symptômes dramatiques.

En maintes circonstances j'ai constaté, par le changement brusque de régime, une véritable résurrection chez des malades qui semblaient déjà arrivés à un stade avancé de l'asystolie et de l'urémie.

On ne saurait donc trop recommander la circonspection, non seulement dans le mode d'absorption du lait, mais, d'une façon générale, dans la quantité de liquide que l'on prescrit aux albuminuriques.

Trop souvent le médecin est enclin à provoquer ces accidents. Quand il constate que la dépuration urinaire est insuffisante et surtout que la quantité d'urine est au-dessous de la normale, il pense agir physiologiquement en recommandant au malade de boire beaucoup. Il croit par ce procédé activer la diurèse et faciliter l'élimination des poisons de l'urine. Ce raisonnement est juste, mais à condition qu'on ne se heurte pas à la dyspepsie des liquides qui déclanche les réflexes, et qui aboutit précisément au résultat opposé à celui que l'on recherche.

Le clinicien devra donc s'assurer que les liquides sont bien absorbés, et ne déterminent pas de stase gastrique. L'examen de l'estomac et les recherches du clapotage suffisent le plus souvent pour le renseigner sur ce point. Lorsqu'on constate que l'estomac se vide mal et que les liquides y stagnent trop longtemps, on ne doit pas pour cela renoncer au régime des liquides qui présente tant d'autres avantages. Il faut s'efforcer d'améliorer l'état de l'estomac.

Par une gymnastique rationnelle des tuniques musculaires de l'estomac, on doit faire l'éducation de cette musculature et on peut ainsi l'entraîner à vider l'estomac dans le temps normal.

On commencera par administrer des petites quantités de liquide, qu'on augmentera progressivement.

Il en est de même pour l'intervalle des repas. Il est impossible de formuler des indications précises à cet égard. Chaque malade présente des aptitudes individuelles si variables que le médecin s'efforcera d'apprécier la capacité digestive de chacun, et c'est d'après le résultat de ses examens qu'il formulera ses conseils pour l'hygiène alimentaire.

Quand, malgré l'entraînement méthodique, l'estomac reste atone, dilaté et présente, plusieurs heures après le repas, les signes de la stase alimentaire, il est un procédé qui en maintes circonstances m'a donné des résultats des plus satisfaisants, c'est le lavage de l'estomac.

Cette méthode de traitement est tombée dans un injuste oubli, car c'est un procédé de thérapeutique d'une remarquable efficacité quand il est bien appliqué.

Il y a une dizaine d'années, ce traitement n'était pas une médication, c'était une mode. Non seulement les médecins prescrivaient le lavage de l'estomac à tout malade qui se plaignait de malaises gastriques, mais encore les malades se faisaient à eux-mêmes cette opération délicate et ils s'opéraient entre eux, comme si c'était une distraction.

Les dyspeptiques gourmands y trouvaient leur compte. Ils prenaient les aliments qui leur convenaient et qui étaient contraires à leur régime. Éprouvaient-ils des douleurs, des malaises, aussitôt le tube libérateur les débarrassait des aliments qui les gênaient.

De pareils abus ne tardèrent pas à amener des troubles graves. Après le soulagement du début on constata une aggravation dans l'état de nombre de malades, et c'est ainsi que pour avoir été appliquée sans discernement, cette méthode est tombée dans un injuste discrédit.

Une expérience de vingt-cinq ans m'a démontré que l'emploi judicieux des lavages de l'estomac produit d'excellents effets, et les albuminuriques ne doivent pas se priver des avantages d'une méthode qui peut leur rendre de très grands services.

Ce sont tout d'abord les albuminuriques, dont l'albuminurie a pour cause le trouble fonctionnel de l'appareil digestif, qui peuvent bénéficier de ce traitement.

Mais le lavage de l'estomac est surtout indiqué chez les brightiques, lorsqu'ils présentent des troubles gastro-intestinaux.

Par le lavage et l'examen du suc gastrique le clinicien est déjà renseigné sur le chimisme gastrique, ce qui peut donner quelques indications pour établir le régime alimentaire. Mais le lavage enlève surtout mécaniquement des mucosités qui séjournent dans l'estomac d'un grand nombre de dyspeptiques et qui, englobant les aliments, constituent un obstacle à l'action du suc gastrique.

De plus, la pénétration du liquide dans l'estomac agit comme une véritable douche qui stimule les fonctions des parois gastriques. Sous l'influence de cette excitation, les muscles se contractent pour chasser l'eau amorcée par le siphon.

Il n'est pas rare d'observer, à la suite de ce traitement, la disparition de la stase et de la rétention gastrique.

D'autre part, on peut souvent modifier et étendre le régime, car des aliments qui étaient mal tolérés sont bien digérés après les lavages qui renforcent la capacité digestive de l'estomac.

Lorsque les lavages de l'estomac sont indiqués, il faut bien se garder d'exagérer cette méthode. En général une douzaine de lavages représentent un traitement dont l'effet est durable.

Au début, il est utile de faire un lavage tous les jours, le matin à jeun ; puis après le quatrième il faut espacer tous les deux jours jusqu'au huitième. Puis il est prudent de ne faire cette opération que deux fois par semaine, afin que le malade qui éprouve après le lavage un grand bien-être, ne prenne pas un point d'appui sur ce traitement qui pourrait l'entraîner à faire des excès de régime.

J'ai insisté à dessein sur cette méthode qui peut rendre de grands services pour établir le régime de certains albuminuriques, quand ils sont dyspeptiques.

Je ne voudrais pas passer sous silence certaines recommandations, parce qu'elles semblent *a priori* d'ordre banal : je veux parler des troubles provenant d'une mauvaise mastication.

La tachyphagie est une mauvaise habitude et souvent même une manie très répandue. J'ai maintes fois constaté que des malades auxquels je recommandais de mastiquer lentement, m'écoutaient avec attention et ne tenaient pas le moindre compte de ce conseil, sous prétexte que « c'était plus fort qu'eux », jolie explication physiologique, qui indique surtout une débilité de la volonté.

On conçoit aisément que les morceaux de viande surtout, insuffisamment divisés par les dents, déterminent un surmenage des fonctions de l'estomac, prolongent la digestion gastrique, favorisent la stase, avec ses élaborations toxiques et ses réflexes.

La tachyphagie constitue donc une gêne réelle

pour le régime alimentaire des albuminuriques, car, après avoir constaté que le régime carné était mal supporté, on est obligé de revenir au régime des farineux, alors que la viande est contre-indiquée, surtout parce que les malades ne savent pas ou ne veulent pas la mâcher.

Une autre question, un peu controversée d'ailleurs et qui intéresse l'hygiène des albuminuriques, doit être posée. Doit-on recommander l'exercice après les repas ou le repos?

D'une façon générale, on doit recommander le repos après les repas. Cette prescription convient surtout aux arthritiques et aux nerveux.

Sans doute, chez certains individus lymphatiques, surtout chez les enfants, on constate que l'exercice musculaire apporte un stimulant général qui peut favoriser la digestion. Mais c'est un fait exceptionnel.

La première phase de la digestion demande du repos. Le nourrisson dort dès qu'il a tété, et les animaux se reposent après leur repas quand ils le peuvent.

La digestion est une fonction tellement importante pour l'élaboration des substances nutritives, que l'organisme doit concentrer toutes ses formes d'énergie autour de l'estomac.

On ne doit pas dépenser son énergie, sous forme de travail intellectuel ou musculaire, après les repas. Le repos est donc utile.

Mais faut-il conseiller de rester assis ou debout ou dans la position horizontale.

Pour la plupart des gens qui ne souffrent pas de troubles dyspeptiques, la position verticale est sans inconvénient. Mais il n'en est pas de même pour les albuminuriques.

En étudiant le mécanisme de l'albuminurie orthostatique, nous avons constaté que le fait seul de se tenir debout modifiait les conditions de pression dans la circulation rénale et favorisait l'apparition de l'albumine.

On ne doit donc pas exposer un sujet qui est déjà albuminurique, pour une cause quelconque, à ajouter à son affection les troubles qui pourraient résulter de l'orthostatisme, surtout pendant la première partie de la digestion.

Je conseille donc aux albuminuriques de rester étendus après les repas.

Quelle doit être la durée du repos? Sauf dans certaines indications individuelles, ce repos ne doit pas dépasser une demi-heure ou trois quarts d'heure.

En effet à la période sécrétoire et chimique de

la digestion gastrique, succède la période mécanique, où l'estomac doit vider son contenu.
Or j'ai maintes fois constaté qu'un repos trop
prolongé entrave les fonctions motrices de l'estomac; il en résulte de l'atonie gastrique avec
dilatation, stase, puis des réflexes surviennent,
se traduisant par de la dyspnée, de la lourdeur
de tête, une sensation de fatigue et d'accable-
ment, etc.

Donc à la période de repos doit succéder une
période d'activité intellectuelle et musculaire
modérée.

Faut-il conseiller aux albuminuriques de dormir après les repas?

Après le repas du soir, il me paraît indiscutable qu'il faut s'opposer au sommeil et même
qu'il convient de lutter contre les tendances à
s'endormir. Sans quoi c'est ouvrir la porte à
l'insomnie pour la nuit. Après le sommeil dans
la soirée, le malade se réveille si bien reposé,
qu'en proie à une certaine excitation cérébrale,
il ne peut plus retrouver le sommeil normal de
la nuit. Il est tourmenté alors par des rêvasse-
ries, des cauchemars, des hallucinations, qui
s'accompagnent de malaises, et qui lui font dési-
rer avec impatience l'arrivée du jour.

Il convient donc de recommander aux albuminuriques de ne s'endormir que lorsque la digestion gastrique est à peu près terminée, c'est-à-dire deux heures et demie après le dîner.

Mais ce conseil ne s'applique pas au repas de midi. Les Orientaux ont l'habitude de la sieste et s'en trouvent fort bien et on peut la recommander avec avantage à de nombreux Occidentaux.

On ne saurait formuler une règle générale, et c'est le cas d'étudier les réactions individuelles. Beaucoup de gens après ce sommeil éprouvent de tels malaises qu'ils y renoncent. Mais le plus grand nombre des albuminuriques ayant un système nerveux à réactions anormales, s'épuisant facilement, et présentant des troubles dépendant de la dyspepsie, se trouveront dans de meilleures conditions après le sommeil, que s'ils se livrent à une occupation en sortant de table.

Mais ce sommeil ne doit pas être prolongé, il peut même dans certains cas être de très courte durée.

Souvent les malades sont récalcitrants à cette prescription. Il faut alors leur recommander de se livrer à un entraînement méthodique. Ils s'efforceront de dormir, mais se feront éveiller au bout de cinq minutes; puis chaque jour on augmentera la durée de ce repos jusqu'à trente ou quarante minutes. Prolongé plus longtemps, ce sommeil est souvent nuisible, car il entrave les fonctions motrices et évacuatrices de l'estomac.

Tout ce qui concerne l'hygiène des voies digestives est d'un intérêt capital chez les albuminuriques. C'est par une surveillance constante de ces fonctions qu'ils pourront se défendre contre les intoxications qui les menacent constamment. Or le plus grand nombre des intoxications proviennent de l'alimentation. Le choix des aliments est d'une grande importance, mais ne suffit pas. Il convient de rechercher également comment s'opèrent les élaborations digestives, et dans quelles conditions elles sont éliminées.

Les fonctions intestinales doivent être l'objet d'une surveillance constante.

D'ailleurs, l'insuffisance rénale traduit ses effets fréquemment sur les voies digestives et notamment sur l'intestin où elle peut déterminer même la production d'ulcérations. D'autre part la voie intestinale est celle par laquelle s'élimine un grand nombre de poisons alimentaires.

Il convient donc de veiller à ce que d'une part, sous l'influence d'une mauvaise digestion intestinale, il ne se produise pas des fermentations qui aboutissent à la formation de poisons, et d'autre part, il faut assurer l'élimination régulière des poisons normaux de l'organisme, c'est-à-dire combattre la constipation.

L'entérite est une affection qui n'est pas rare chez les albuminuriques; elle peut même être une cause de sérieuse complication, en entravant l'alimentation qui convient à ces malades. Un grand nombre de sujets ne supportent pas le lait, à cause de la diarrhée et de l'entérite qu'il détermine. J'ai indiqué comment on pouvait lutter contre ce grave inconvénient. Le procédé qui m'a paru le plus efficace consiste à faire prendre du lait, bouilli et écrémé, coupé par parties égales d'eau de riz un peu épaisse. Cette boisson possède même une valeur alimentaire plus grande que le lait seul.

Le sous-nitrate de bismuth ne doit être administré qu'avec une grande prudence.

Bien que beaucoup de thérapeutes considèrent cette substance comme inerte et agissant comme un isolant, j'ai à plusieurs reprises constaté des phénomènes d'intoxications, le plus souvent légers après, l'absorption de petites doses de sous-nitrate de bismuth; les phénomènes proviennent le plus souvent de l'impureté de ce médicament qui renfermerait de l'arsenic.

On conçoit qu'il convient d'éviter aux albuminuriques toute intoxication médicamenteuse. En utilisant des sels de bismuth absolument purs, on peut éviter ces inconvénients.

Les phénomènes d'entérite sont aujourd'hui combattus par l'administration de bouillon de culture de bacille lactique ou paralactique. Cette médication est à la mode et nous possédons un grand choix et toute une gamme de préparations de ce genre: les unes sous la forme liquide, les autres sèches et en pastilles, contenant des bacilles qui, plongés dans l'eau, reprennent avec ardeur leur activité.

J'ai maintes fois employé ce traitement; dans nombre de cas, j'ai constaté un effet utile; mais je suis loin de partager l'enthousiasme de certains de mes confrères.

Je prescris plus volontiers l'acide lactique en solution à $1/100^e$, et j'ai toujours observé une amélioration notable et souvent la guérison de l'entérite à la suite de ce traitement fort simple. Je ne veux pas m'étendre plus longuement sur le traitement de l'entérite des albuminuriques qui comporte certes encore de nombreuses indications de traitement; il convient d'insister davantage sur la constipation, complication de l'albuminurie, et qui m'a paru beaucoup plus fréquente.

Les causes de la constipation sont très nombreuses et, pour établir un traitement rationnel et méthodique, il conviendrait de les étudier et de montrer comment on peut les faire disparaître. Mais cette étude serait schématique et théorique et ne correspond nullement aux réalités de la clinique.

Les réactions individuelles sont toutes-puissantes et l'on voit des malades se guérir par des procédés d'une grande simplicité. Le professeur Potain recommandait le café au lait comme un laxatif très efficace. Certains malades affirment qu'ils ne vont à la selle qu'après avoir fumé. On ne saurait pourtant pas recommander aux albuminuriques de faire usage du tabac, surtout quand ils n'ont pas cette habitude, la nicotine étant un poison dangereux pour eux. L'exercice est pour beaucoup de gens un remède efficace, et en particulier certains mouvements de gymnastique qui mettent en jeu les muscles abdominaux. Cette méthode m'a toujours paru plus utile que le massage abdominal, si prôné par quelques-uns. J'ai eu maintes fois recours au massage et pour quelques cas où l'amélioration a été réelle, combien nombreux sont ceux chez lesquels le résultat définitif a été nul.

Beaucoup de malades sont constipés à cause de l'irrégularité avec laquelle ils se présentent à la selle. Dans un grand nombre de ses manifestations, le système nerveux agit avec une périodicité presque mathématique. C'est à heure fixe que se produisent les mouvements péristaltiques qui éveillent le besoin de vider l'intestin. Mais cette fonction, chez beaucoup d'individus dont la sensibilité est atténuée, ne s'éveille pas d'emblée. Elle résulte de l'éducation et de la discipline qu'on donne à ses organes. Souvent en laissant passer l'heure réglementaire, le besoin disparaît et il faut attendre au lendemain pour que la sensation caractéristique se reproduise.

On ne saurait donc trop insister sur la régularité; elle doit être la base de tout traitement de la constipation.

Il est un autre point important de cette question, qui doit éveiller l'attention du clinicien et surtout du malade. C'est qu'un grand nombre de malades sont constipés sans le savoir. Ces cas sont les plus dangereux, car on s'abandonne à une fausse sécurité et les malades s'intoxiquent alors qu'ils croient être bien traités. En effet ils vont à la selle chaque jour et s'imaginent avoir libéré leur intestin, alors qu'ils n'ont accompli qu'une partie de leur devoir. Ils éliminent une certaine quantité de déchets, mais ils en conservent une notable partie. Cette habitude conservatrice ne tend à rien moins qu'à créer la rétention habituelle avec toutes ses conséquences fâcheuses. On peut faire aisément le diagnostic de cette forme de constipation, d'abord à l'aide des renseignements que donne le malade, auquel on doit conseiller de contempler son œuvre, et puis par l'examen de l'intestin dans lequel, par la palpation abdominale, on constate la présence de matières plus ou moins dures.

Avant de prescrire le traitement médicamenteux de la constipation, il convient d'appliquer le traitement local intestinal auquel j'attache la plus grande importance et auquel il faut s'efforcer de faire rendre son maximum d'effet. J'y insisterai donc particulièrement.

Certes le nombre des substances qui combattent efficacement la constipation ne manquent pas. Les livres de thérapeutique nous fournissent à cet égard un arsenal des plus complets et, la quatrième page des journaux quotidiens nous offre une ample moisson de moyens soi-disant infaillibles.

Mais la plupart de ces médicaments, par leur usage constant, présentent de grands inconvénients, et si beaucoup de gens peuvent les utiliser sans grand dommage, il n'en est, le plus souvent, pas de même des albuminuriques.

Par conséquent, on ne saurait trop recommander à ces malades d'éviter autant que possible l'emploi de ces médicaments.

On leur prescrira par contre l'emploi des agents qui agissent mécaniquement.

Tels sont les suppositoires. C'est le moyen le plus simple. Souvent le suppositoire au beurre de cacao suffit pour éveiller les contractions rectales ; le suppositoire à la glycérine agit avec plus d'énergie. Mais maintes personnes ne les supportent pas, car ils agissent chez elles comme un irritant local. Dans ces cas on observe souvent de bons effets par l'emploi de suppositoires contenant de l'huile de ricin.

Le traitement le plus efficace est certes le lavement.

Il est particulièrement indiqué chez les albuminuriques. Non seulement il aide à débarrasser l'intestin, mais encore, par son action de lavage, il entraîne au dehors les résidus toxiques qui pourrait séjourner sur la muqueuse. De plus, il agit par voie réflexe sur la circulation rénale; il active la diurèse et M. Bouchard recommande même les grands lavements froids, comme un des moyens puissants pour combattre l'urémie.

Comment les lavements doivent-ils être administrés? Suivant les indications, la quantité d'eau injectée doit être minime ou au contraire forte. Les petites quantités suffisent le plus souvent pour amorcer le mouvement d'évacuation. Mais lorsque cette action ne se produit pas il faut souvent avoir recours aux lavements d'un litre ou un litre et demi.

Le lavement d'eau bouillie est celui qu'on emploie le plus souvent. Mais, suivant les réactions individuelles, il peut être utile d'y ajouter une infusion de camomille, ou une décoction de graine de lin, ou de guimauve, ou une cuillerée de glycérine.

J'ai maintes fois constaté les bons effets des lavements d'huile d'olive, injectés à l'aide d'une petite seringue : il suffit d'une quantité de 50 à

60 grammes. Ces lavements doivent être pris le soir et gardés pendant la nuit.

La tonicité des parois abdominales et intestinales peut être stimulée par des médications physiques parfois très efficaces.

Les mouvements de la paroi abdominale, en observant les règles de la gymnastique méthodique, progressivement dosés, donnent souvent d'excellents résultats, mais il faut éviter la fatigue et le surmenage qui peuvent produire l'atonie.

Je recommande parfois d'appliquer pendant la nuit une serviette humide, recouverte de taffetas gommé, autour de la paroi abdominale, suivant la méthode de Priestnitz.

Cette méthode peut agir sur toute la circulation abdominale, l'activer et la régulariser. Elle influence le rein favorablement, non seulement en agissant sur les fonctions intestinales, mais encore en améliorant la circulation rénale. Enfin, il convient de signaler les heureux résultats que l'on obtient à l'aide de l'électricité. Cette méthode doit être surtout appliquée dans les cas où les parois abdominales semblent avoir perdu une partie de leur élasticité.

On peut associer ces différentes méthodes, car

on ne saurait veiller avec trop de soin à la régularisation de ces fonctions intestinales dont ¡les perturbations peuvent aggraver l'état des albuminuriques.

Il est un organe dont l'importance me paraît de premier ordre, dans le traitement des albuminuriques. C'est le foie. Les recherches d'anatomie, de pathologie et de physiologie ont bien établi les relations du rein et du foie, mais il m'a semblé que les cliniciens n'ont pas toujours l'esprit suffisamment en éveil sur le traitement qui doit viser l'état du foie.

En général le malade ne se plaint pas de cet organe et n'appelle pas l'attention du médecin sur la région hépatique.

C'est pourquoi le foie doit être examiné avec soin; les troubles qu'il peut présenter ne sont pas bruyants, il faut souvent les dépister.

J'ai maintes fois constaté, chez des malades albuminuriques, que le traitement, jusqu'alors inefficace, « ne mordait » que lorsque le traitement visait le foie.

La palpation et la percussion renseignent sur son volume, très souvent augmenté; mais j'attache une grande importance à la sensibilité de sa région. Quand, par une percussion légère, on détermine de la douleur, on peut être sûr que le foie est congestionné et troublé dans son fonctionnement.

Le teint du malade, sa coloration subictérique, l'analyse de l'urine, contribuent à éclairer ce point du diagnostic.

Le régime alimentaire joue naturellement un rôle important dans le traitement de ces troubles hépatiques. Un chapitre spécial sera consacré à cette étude.

Mais je signalerai quelques médications qui ont une action rapide et des plus efficaces sur les troubles du foie.

Je ne connais pas de traitement plus actif que les applications hyperthermiques. Le foie étant un organe superficiel, on peut agir rapidement sur lui.

La méthode la plus simple et dont on a toujours les éléments sous la main consiste dans des applications de compresses imbibées d'eau à 55° et renouvelées toutes les trente secondes.

On fait ces applications trois fois par jour pendant un quart d'heure.

On peut également employer un serpentin en caoutchouc, dans lequel on fait passer de l'eau à 55°, débitée lentement par un bock ; on interpose entre le serpentin et la peau une compresse humide.

Un massage léger de la région hépatique peut également contribuer à décongestionner le foie.

L'albuminurie se modifie parfois rapidement sous l'influence de ce traitement. Quand elle disparaît, on dit qu'il s'agissait d'une albuminurie d'origine hépatique. Mais cela n'est pas toujours exact, car, dans toutes les formes de l'albuminurie, le foie peut ajouter sa note personnelle, qui, pour être secondaire. n'en est pas moins importante.

Il peut être utile d'ajouter à ces traitements physiques des médicaments. Parmi ceux-ci j'ai observé de bons résultats du sulfate de soude et surtout de l'eau de Carlsbad, source Muhlbrunnen. Quant au calomel, que l'on prescrit si volontiers dans ces cas, il convient de ne l'utiliser qu'avec une grande prudence.

CHAPITRE II

Régime alimentaire.

La tendance actuelle de la médecine est certainement de donner aux moyens hygiéniques le pas sur les médications pharmaceutiques dans le traitement des maladies; mais c'est surtout à propos des albuminuries que cette prépondérance devient souveraine. Lorsque le médecin ne peut plus compter sur le parfait fonctionnement des reins, il doit s'efforcer de ne pas surcharger l'économie de produits que celui-ci est devenu incapable d'éliminer complètement. Ses principales ressources relèvent de l'hygiène thérapeutique, et les moyens hygiéniques sont de la plus haute importance, pour combattre la maladie.

Or, fort heureusement, pour le traitement des albuminuries, il existe des médications purement hygiéniques, qui, lorsqu'on sait les employer avec discernement, répondent à toutes les indications. On juge par là même de l'importance qu'il faut attacher à leur étude; elles peuvent suffire à écarter les causes des albuminuries, dans la majorité des cas; à combattre les lésions qui sont la raison de ce syndrome; enfin à en atténuer et même à en éviter les conséquences.

Régime lacté. — La base de ce traitement hygiénique est fournie par le régime lacté, et, avant d'en montrer les indications et l'emploi dans chaque cas, il convient de l'étudier au point de vue de son action générale.

1° Propriétés du lait. — Le lait a été de tous temps reconnu comme un aliment adapté essentiellement à l'alimentation de l'enfant; il peut rendre les plus grands services dans celle de l'adulte, et alors il présente cette qualité unique d'être un aliment-médicament. Ce sont ces deux ordres de propriétés que j'envisagerai successivement.

Le lait qu'il est le plus commode d'utiliser dans les villes de nos contrées est le lait de vache. Aussi est-ce lui que l'on prend habituellement et que le médecin doit surtout connaître. Pour les nourrissons il est impossible de l'employer pur, tel qu'il est sécrété ; sa composition en effet, très différente de celle du lait de femme, le rend indigeste pour l'estomac des enfants du premier âge ; on le modifie alors par différents procédés, ou bien on le remplace par du lait d'ânesse, qui se rapproche beaucoup du lait de femme. Mais ces inconvénients, extrêmement sérieux pour les nourrissons, le sont beaucoup moins pour les adultes. D'après Féry, un litre de lait de vache contient 910 gr. 08 d'eau et 123 gr. 32 de résidu sec. Celui-ci contient 28 gr. 12 de caséine et d'autres matières albuminoïdes représentant 4 gr. 36 d'azote : il contient en outre 34 grammes de beurre, 52 gr. 16 de lactose et 6 grammes de sels minéraux constitués, pour les deux tiers ou moins, par du phosphate de chaux. On voit par cette analyse que le lait est un aliment complet, où tous les principes, ternaires, quaternaires, sels minéraux sont représentés. Est-ce un aliment parfait? Peut-il suffire à l'alimentation d'un adulte, dont on réduit au minimum la somme de travail? Dans ces conditions, on a calculé que l'ingestion de quatre litres de lait en vingt-quatre heures est nécessaire ; ceux-ci contiennent en effet 160 grammes d'albumine, 160 grammes de graisse, et 200 grammes d'hydrates de carbone. La ration d'entretien est, d'après les calculs des physiologistes, de 100 grammes d'albumine, 100 grammes de graisse, et 250 grammes d'hydrates de carbone environ. Cette dernière espèce d'aliment, en déficit dans le lait est compensée par la plus grande richesse en matières albuminoïdes et en graisse, ce qui rétablit le chiffre total approximatif de 2 800 calories, nécessaire au maintien de l'équilibre des échanges nutritifs de l'homme. En effet, G. Sée avait bien établi ces calculs en rappelant que 1 gramme d'albumine fournit 4,1 calories par sa combustion; 1 gramme de graisse donne 9,3 calories, et 1 gramme d'hydrate de carbone donne 4,1 calories. Mais cette compensation n'est, en quelque sorte, que mathématique. En réalité l'adulte a besoin, pour réparer les forces qu'il dépense, d'une quantité de matières ternaires supérieure à celle que peut lui fournir le lait, car, les effets du lait sur la nutrition générale ne sont pas absolument satisfaisants, et le régime lacté ne peut pas être prolongé indéfiniment. Le lait est un aliment complet, mais non parfait. Il est cependant le seul aliment qui présente ce caractère d'être complet, le seul par conséquent qui puisse être employé isolément.

Comme médicament, il faut étudier le lait depuis son ingestion jusqu'à son élimination, en examinant ses effets sur l'appareil digestif, sur l'appareil urinaire, enfin sur l'organisme en général.

La plupart des malades qui refusent l'alimentation lactée peuvent le plus souvent être facilement détournés de cette répugnance; dans ces cas on ajoute au lait certaines substances qui l'aromatisent. La digestibilité du lait est très grande : il est facilement peptonisé; toutefois la caséine du lait de vache se précipite en grumeaux assez gros, quelquefois mal supportés; le lait d'ânesse, au contraire, se précipite dans l'estomac sous forme de flocons fins, bien plus facilement digérés. Mais celui-ci est cher et on ne peut se le procurer aisément. Le lait de vache produit sur l'estomac une excitation très faible, excellente condition pour le fonctionnement du chimisme gastrique. L'intestin supporte également très bien le lait; cet aliment produit le minimum de fermentations intestinales possible; il constitue le meilleur antiseptique intestinal; normalement le lait bien toléré détermine un certain degré de constipation, qu'il est facile de combattre par des laxatifs légers.

Cependant, il faut bien reconnaître que certains individus ne peuvent pas digérer le lait; il se produit alors des phénomènes gastriques, tels qu'éructations, nausées, goût fétide ou acide dans la bouche, ballonnement du ventre. D'autres fois, ce sont des troubles intestinaux qui inquiètent le malade : borborygmes, coliques, diarrhée, parfois même lientérie. Il est aisé de les combattre efficacement.

L'action du lait sur l'excrétion urinaire est au moins aussi bienfaisante : il est un diurétique puissant, qu'il doive cette propriété à la grande quantité d'eau qu'il contient, ou plus probablement au sucre de lait qui entre dans sa composition. Sous l'influence du lait, les urines deviennent abondantes, claires, jaune pâle avec un reflet verdâtre caractéristique; les principes fixes de l'urine sont augmentés, l'albuminurie diminue. Mais, fait très remarquable, la toxicité urinaire diminue en même temps, ce qui prouve que, par l'usage du lait, il se fait une moins grande proportion de toxines alimentaires, et que les albuminoïdes du lait, plus parfaitement assimilables, laissent moins de résidus toxiques que les autres. Enfin Gaucher et Gallois font remarquer qu'il contient une faible proportion de potasse, poison qui, d'après le prof. Bouchard, est un de ceux qui entrent le plus en ligne de compte dans le coefficient urotoxique. En qualité d'aliment toxique au minimum, il aura également une influence bienfaisante sur le foie. Il aide sa fonction antitoxique comme antiseptique intestinal.

En résumant ces faits, on voit que les produits de la digestion du lait ne sont pas toxiques, que celui-ci combat dans une large mesure les fermentations septiques, qu'enfin, par son pouvoir diurétique, il exerce une action sur la nutrition se résumant ainsi : élimination favorisée, fabrication atténuée de matériaux toxiques, d'où faible toxicité urinaire et sanguine. Aussi n'est-il pas étonnant que le rein, « laissé dans une sorte de repos fonctionnel », puisse réparer ses lésions, que l'albuminurie diminue, et que ses conséquences sur la nutrition générale soient d'une grande importance.

Donc, aliment presque parfait, médicament efficace. Comment le lait doit-il être utilisé, dans le traitement des albuminuriques?

Le lait peut être employé sous forme de régime absolu ou de régime mixte. Dans le régime absolu, le malade doit en prendre quatre

litres par jour, pour fournir sa ration d'entretien. Dans le régime mixte, on donne un ou
deux litres de lait, en complétant par des aliments appropriés le chiffre de calories nécessaire à l'équilibre des fonctions de nutrition. Le
lait est donné cru ou cuit. Certains malades ne
supportent pas le goût du lait cuit, et dans ce
cas force est bien de permettre le lait cru.
Cependant il est préférable que le lait soit cuit.
Quoi qu'on en ait dit, la coction ne le rend pas
moins digestif, et elle a l'avantage de le stéri-
liser. On peut faire bouillir le lait chez soi ou
employer le lait stérilisé par l'industrie (lait
pasteurisé, lait stérilisé).

Certains cliniciens prescrivent le régime lacté
immédiat, absolu, dès qu'ils en jugent l'emploi
indiqué, à la première constatation qu'ils font
de l'albuminurie. D'autres prétendent qu'installé
avec cette brusquerie, le régime lacté n'est pas
bien supporté et qu'il vaut mieux y amener
doucement, progressivement le malade. Cette
dernière conduite est en effet préférable, sauf
lorsqu'il y a urgence à combattre des accidents
graves imminents; dans ce cas, il ne faut pas
hésiter à proscrire immédiatement toute autre
alimentation que le lait. Une fois le régime lacté

installé, comment administrera-t-on le lait? Si le malade ne prend pas d'autre aliment, les prises de lait devront être peu abondantes et fréquentes, sans cependant les rapprocher au point de surcharger l'estomac. On donnera par exemple un verre toutes les heures, ou, suivant les susceptibilités de chaque malade, un verre toutes les deux heures. Il est important que l'administration du lait ne soit pas interrompue par la nuit. Jaccoud a bien montré que le taux de l'albumine est moins élevé dans les urines du jour, où les malades sont sous l'influence du lait. Aussi faut-il leur recommander de profiter de leurs instants de réveil pour prendre du lait.

Dans le régime mixte, on intercalera les repas et les prises de lait; on fera, par exemple, prendre du lait le matin, puis un repas composé des aliments permis aux albuminuriques; ensuite l'après-midi une ou deux prises de lait, suivies vers le soir d'un repas encore plus léger que celui du matin. Du soir au matin, le malade ne prendra que du lait.

Telles sont les règles des régimes lactés. Peut-on les appliquer dans toute leur rigueur un peu schématique? Nous savons déjà que le lait n'est pas toujours bien toléré par le goût ou par l'estomac et qu'il n'a pas une valeur alimentaire parfaite. Voyons quelles sont les conséquences pratiques de ces inconvénients.

Certains malades ne peuvent s'habituer au goût du lait pris exclusivement ; certains autres ont pour cet aliment une répugnance invincible ; d'autres encore aimaient le lait, et pensaient se faire facilement au régime lacté : au bout de quelques jours de celui-ci, la saveur leur devient fade, monotone ; ils sont pris d'un dégoût plus fort que leur volonté ; et dans ce cas, comme dans le précédent, le médecin est obligé de tourner les difficultés ; on pourra aromatiser leur lait avec du café bouilli, du thé ou du café Kneipp. On essaiera de sucrer le lait ; si tous ces artifices échouent, on masquera le goût du lait avec une faible quantité de tapioca, de semoule, de vermicelle, de gruau, de blé ou d'avoine.

Mais bien plus grand est l'obstacle lorsque le lait n'est pas digéré par le malade ; celui-ci se plaint des différents symptômes pénibles, voire même quelquefois alarmants, énumérés précédemment ; dans ce cas, on essaiera de rendre le lait plus digestif en l'alcalinisant, par l'addition d'eau de Vichy ou mieux encore d'eau de chaux. En présence des sels de calcium, la caséine se précipite en fins flocons, plus facilement supportés ; ces sels de chaux empêchent généralement la diarrhée. M. Hayem conseille l'usage du chlorure de calcium, en additionnant un litre de lait d'une cuillerée à soupe d'une solution aqueuse au centième de ce sel.

Quelquefois le lait n'est pas toléré, non plus à cause d'un caprice de goût ou d'une susceptibilité gastrique particulière, mais bien à cause de lésions dues à la même cause que l'albuminurie, au mal de Bright ; dans ce cas le chimiste constate de l'hypopepsie, et le malade doit être traité bien plus comme un dyspeptique que comme un albuminurique.

Dans tous ces cas graves, rebelles, on peut être obligé de supprimer le lait. On utilisera alors certains laits fermentés, de jument ou de vache. Le premier est le koumys, fabriqué par les paysans du Caucase, et qu'il est difficile de se procurer dans nos contrées. Il est avantageusement remplacé par le képhir, qui est du lait de vache ayant subi la double fermentation lactique et alcoolique. En France on le fabrique à trois degrés de fermentation différents : n° 1, n° 2, n° 3. C'est le képhir n° 1, le moins alcoolisé, qu'il convient de prescrire aux albuminuriques.

C'est un liquide blanc, crémeux, mousseux, d'un goût aigre-doux. Sa valeur alimentaire, étant donnée sa composition, est sensiblement égale à celle du lait, et sa digestibilité est plus grande, car on y trouve de la syntonine, la propeptone et des peptones, qui sont des albumines digérées. Le képhir est surtout utile pour les hypopeptiques; or c'est là l'état du chimisme gastrique chez la plupart des brightiques. Lorsque le malade a pris du képhir pendant quelques jours, on peut essayer de lui faire reprendre petit à petit du lait; et quelquefois le malade arrive à s'accoutumer de nouveau au lait ordinaire.

Enfin il est des cas où aucun lait naturel ou artificiel n'est supporté par le malade, qui en prend une quantité faible tout à fait insuffisante; il serait alors dangereux de persister, et le médecin s'inspirera des circonstances, et remplacera le lait par les aliments les moins toxiques. Ces cas sont heureusement fort rares.

Mais lorsque le régime lacté a pu être institué d'une manière régulière, normale, sachant que la valeur alimentaire du lait n'est pas parfaite, son emploi ne pourra pas être prolongé indéfiniment. On verrait en effet le malade s'anémier, ses forces diminuer; il deviendrait pâle, maigre, et ne tarderait pas à se cachectiser. La toxhémie d'une part, la cachexie de l'autre, tels sont les deux termes morbides entre lesquels doit se tenir le médecin, se servant du lait de telle manière qu'il reste toujours à égale distance des deux. Cela revient à nous demander quelle devra être la durée du régime lacté, en dehors des cas où l'intolérance commande sa suppression ou son atténuation? Cette durée est différente suivant la cause de l'albuminurie qui en a déterminé la prescription; elle varie avec l'indication du régime, et nous sommes ainsi amenés à étudier les indications du régime lacté dans l'albuminurie.

Avant d'aborder cette étude, nous devons toutefois insister sur ce fait que le régime lacté est non seulement efficace à combattre l'albuminurie, mais encore qu'il est appelé à l'éviter, à l'empêcher de se développer; il fait à lui seul les frais de l'*hygiène prophylactique de l'albuminurie*. Il est indiqué de prescrire le régime lacté, mixte ou absolu, dans tous les états morbides, qui. relevant de l'infection ou de l'intoxication, sont susceptibles de toucher le rein et de déterminer l'albuminurie; et cette prescription s'exécute d'autant plus facilement dans la plupart des cas qu'elle répond en même temps à d'autres indications dépendant de la même maladie. C'est ainsi que dans les maladies de l'estomac, le lait sera aussi utile pour combattre la dyspepsie que pour en prévenir les conséquences rénales. Dans les maladies infectieuses, le lait sera le seul aliment propice aux fonctions digestives ainsi que le seul médicament antitoxique. Pour certaines pyrexies qui retentissent plus spécialement sur le rein, son emploi s'impose particulièrement. Il convient de rappeler que le premier conseil à donner dans la scarlatine est de prescrire le régime lacté absolu, et de le poursuivre longtemps jusqu'à ce que toute trace de la maladie ait disparu ; ensuite on reviendra à l'alimentation normale, mais lentement, progressivement, et en surveillant de très près les urines. Cette conduite peut servir de type pour toutes les maladies microbiennes.

Il me paraît utile d'étudier les indications du régime lacté dans l'albuminurie une fois constituée. Ces indications sont très variables selon la cause de l'albuminurie ; et ce n'est qu'à la suite d'une analyse clinique approfondie de chaque cas, que le médecin a le droit de poser les bases du régime, qu'il imposera à son malade.

Règles à suivre pour établir un régime. — Dès que l'on constate la présence de l'albumine dans l'urine d'un malade soupçonné d'être atteint d'une néphrite, ce malade est désormais « condamné au lait ». La sagesse lui impose d'y prendre goût. S'il éprouve de la répugnance, toute l'énergie de sa volonté doit s'employer sinon à l'aimer, du moins à le tolérer, quels que soient les accidents qui peuvent apparaître; il aura beau changer de médecin dans l'espoir d'en rencontrer un qui le dispense de ce breuvage, il s'entendra toujours prescrire le lait.

J'ai entendu quelquefois un de mes maîtres, à l'hôpital, dire à certains albuminuriques récalcitrants : « Le lait ou la mort », voulant laisser au malade la responsabilité des événements. Ceux qui s'y soumettaient voyaient souvent leur état s'améliorer, et quelquefois la guérison survenir. Mais j'ai aussi présent à l'esprit le souvenir de quelques malheureux qui ne pouvant ou ne voulant pas surmonter leur répugnance, et d'autres qui, jugeant que le lait ne leur rendrait jamais leurs forces, s'abandonnaient au cours de leur maladie, absorbant la nourriture ordinaire, et que la *natura medicatrix* ne tardait pas à plonger dans l'urémie et le coma final.

J'insiste à dessein encore sur le régime lacté afin de n'avoir pas à m'étendre sur ce sujet dans les chapitres qui suivront.

Mais une fois que l'utilité du lait est démontrée comment le prescrire au brightique?

Pour cela prenons un type clinique, tel qu'on le rencontre très souvent dans la période du mal de Bright confirmé.

Il s'agit, je suppose, d'un malade jeune encore, qui a eu quelques années auparavant une maladie infectieuse dont il a parfaitement guéri. Mais, depuis quelques mois, sa santé s'est modifiée. Il a parfois des maux de tête; quand il marche vite ou qu'il monte un escalier son haleine est courte et il devient facilement essoufflé; il a remarqué que le matin sa face est bouffie, ses paupières sont gonflées, et le soir, quand il retire ses chaussures, il constate un bourrelet au-dessus de celles-ci : ses chevilles sont enflées. Il se sent un peu moins vigoureux et il est facilement fatigué. Mais à part cela, il n'a pas de douleurs, et il peut continuer à travailler. Vous examinez l'urine de ce malade et vous trouvez de l'albumine en quantité notable. En voilà plus qu'il n'en faut pour faire le diagnostic de néphrite. S'il existe un bruit de galop au cœur et si l'on constate la présence de cylindres dans l'urine, le mal de Bright est certain.

Comment agir avec ce malade? La première chose à faire consiste à l'examiner complètement bien entendu; une analyse rigoureuse de l'urine et le dosage de l'albumine tel doit être le point de départ du traitement.

On ne modifiera donc en rien la manière de vivre du malade, jusqu'à ce qu'on soit exactement renseigné sur la quantité et la qualité de l'albuminurie. Une fois fixé sur ce point, il convient d'appliquer la méthode préconisée par Cuffer. Elle consiste à soumettre le malade au repos et au régime lacté absolu. On voit aussitôt l'état s'améliorer, les troubles disparaître et le malade se croit bientôt guéri.

Deux cas peuvent se présenter :

1° En même temps que l'état général s'améliore l'albumine diminue progressivement et disparaît complètement;

2° L'albumine diminue rapidement, mais ne disparaît pas malgré le traitement. Elle persiste alors à un taux fixe et, quels que soient la prolongation du régime lacté et le traitement, rien ne peut modifier cette quantité d'albumine, qui persiste pour ainsi dire indéfiniment.

Nous envisagerons successivement la conduite à tenir dans ces deux éventualités.

Tant que, sous l'influence du lait, l'albumine diminue, on n'abandonnera pas le régime lacté; il sera exclusif et rigoureux. Mais lorsque l'albumine a disparu, que faire? Le malade a hâte de reprendre des aliments, il se sent faible et incapable d'un grand effort. On lui conseillera donc le repos physique et intellectuel. Sans doute le régime lacté est insuffisant comme ration d'entretien. C'est précisément pour cette raison qu'il convient de prescrire le minimum de travail et d'effort. Au lit ou étendu sur une chaise longue, en prenant régulièrement toutes les deux heures et demie ou toutes les trois heures la quantité de lait prescrite, ce traitement est supportable et ne plonge pas le malade dans le marasme et la tristesse. Mais lorsqu'il se dépense physiquement et intellectuellement, il constate avec amertume la diminution de ses forces, qu'il impute à juste titre à son régime, qu'il qualifie de débilitant. Le rôle du clinicien est donc fort délicat, car il doit lutter contre le malade, qui a raison lorsqu'il se plaint de l'insuffisance alimentaire prescrite par son médecin, et d'autre part il est bien difficile de faire comprendre au patient les consi-

dérations thérapeutiques qui dictent cette conduite.

Et ce n'est pas seulement le malade qui devient
récalcitrant ; c'est l'entourage qui vous fait
remarquer en termes aimables que depuis que le
malade suit votre régime, il ne tient plus debout
et que vous êtes cause de sa grande faiblesse. Le
médecin se laisse souvent influencer par toutes
ces considérations et il permet de reprendre des
aliments trop tôt. Le résultat en est une rechute,
avec réapparition de l'albumine.

Je pense donc, en thèse générale, que lorsque
l'albumine a disparu progressivement, il faut
continuer le régime lacté exclusif pendant
quelque temps après la guérison apparente. Ce
temps est variable et dépend de l'appréciation du
clinicien, mais j'estime qu'en prolongeant ce
régime pendant quinze jours après la cessation
de l'albumine, le médecin a pris toutes les précautions prescrites par la prudence.

Si au bout de ce temps, en reprenant des aliments, l'albuminurie revient, faut-il remettre le
malade au régime lacté? On prescrira plutôt de
continuer le lait, mais on y ajoutera quelques
aliments capables de fournir un certain appoint
à la nutrition. Nous étudierons plus loin quelles

sont les règles qui doivent présider à l'établissement de ce régime.

Dans la seconde catégorie de faits que nous avons envisagés, la conduite à tenir est fort simple. Dès que l'albumine sera parvenue à son taux fixe que rien ne peut plus abaisser, on redonnera au malade des aliments. On fera graviter le régime autour de l'analyse de l'urine; c'est elle qui renseignera et permettra d'établir le régime. Quand le malade prendra un nouvel aliment, on fera l'analyse, et si celui-ci fait augmenter l'albumine, on le rejettera; si, au contraire il n'a pas d'influence, on l'adoptera, et en procédant ainsi avec méthode on arrivera à dresser pour chaque malade une sorte de menu dont il ne devra pas s'écarter.

A côté de quelques aliments qui sont nuisibles à tous les néphritiques, la plupart des aliments tolérés relèvent de prédispositions individuelles et sont variables suivant chaque malade.

Mais une fois que le malade sait ce qu'il peut manger et boire, il ne doit pas s'enfermer dans la quiétude et croire la question résolue. Il doit continuer à être l'objet d'examens fréquemment renouvelés, car il est habituel que tel aliment bien toléré pendant quelque temps devienne tout à coup nuisible, sans que l'on puisse en trouver la cause; dès lors l'augmentation de l'albumine ou une diminution dans la dépuration urinaire sont les signes précurseurs d'accidents graves que l'on peut détourner lorsque l'aliment devenu nuisible est dépisté à temps.

Nous sommes aussi amenés à formuler d'une façon générale quels sont les aliments permis, et ceux que l'on doit défendre aux néphritiques et aux albuminuriques; ces règles comportent de nombreuses exceptions individuelles.

Cet ouvrage étant écrit dans un but pratique, nous laisserons systématiquement de côté toutes les discussions théoriques. Le lecteur rencontrera dans les traités spéciaux la teneur des aliments en azote, etc. Ce n'est pas avec des chiffres qu'on traite les malades, mais avec les données de l'observation clinique judicieusement appliquée.

Qu'un physiologiste pèse chaque jour la quantité de pain, de viandes, de légumes absorbés par un malade, qu'il recherche la composition chimique de chaque aliment, et qu'il évalue ainsi la ration d'entretien, c'est là certes un travail fort intéressant, et ces recherches n'ont pas peu contribué à établir le régime des albuminuriques tel que nous le prescrivons.

Mais en clinique ce procédé recommandé par quelques auteurs n'est pas applicable; d'abord on ne trouve pas aisément de malade assez docile pour peser avec exactitude ses aliments, ni de médecin qui se prête à faire chaque jour le calcul de ce que le malade, suivant son menu, doit absorber d'azote, d'hydrogène, etc.

Mais si la balance et le calcul ne servent pas de base à prescrire la quantité de nourriture que le malade doit prendre, quelle sera la mesure de l'évaluation? Est-ce l'appétit du patient? Souvent le malade a peu d'appétit et il ne mange pas assez. Le médecin devra donc se renseigner sur ce point; quand l'appétit fait défaut, il a le devoir de le stimuler. Fréquemment la diminution de l'appétit résulte d'un certain degré d'embarras gastrique déterminé par l'usage prolongé du lait. Il suffira dans ces conditions de donner un purgatif salin pour faire disparaître cette cause. Si le malade éprouve un grand dégoût pour le lait, on peut sans inconvénient le supprimer pendant quelques jours, et le remplacer par du képhir ou du lait d'ânesse, ou de l'eau, ou du thé léger; souvent l'appétit renaît sans qu'on ait besoin de recourir aux préparations de quinquina ou de gentiane.

En général les malades pèchent plutôt par l'excès contraire, c'est-à-dire par une exagération de l'appétit. Souvent ils ont faim, mais parfois leur besoin de prendre une grande quantité de nourriture est psychique et résulte de leur raisonnement. Se sentant faibles et étant réellement affaiblis par le régime lacté, ils veulent réagir et s'imaginent qu'en absorbant beaucoup d'aliments, ils retrouveront rapidement leurs forces. Mais ils rencontrent une pierre d'achoppement dans l'état de leur estomac, qui, par le régime lacté, a perdu momentanément une partie de ses capacités digestives, et c'est pourquoi le malade qui recommence à prendre des aliments après le régime lacté est souvent pris d'indigestion.

Quelquefois il s'agit de troubles digestifs avec malaises, sensation de lourdeur au creux de l'estomac, et le malade comprend qu'il a été trop vite, mais plus souvent les symptômes de dyspepsie sont moins accentués, et la dyspepsie latente s'établit beaucoup plus redoutable, car le malade ne s'en aperçoit pas. C'est au médecin à la dépister.

Sous l'influence de cette dyspepsie latente les

aliments séjournent plus longtemps dans l'estomac ; il en résulte une élaboration anormale des produits de la digestion, des fermentations et toute une série de décompositions qui constitue pour le brightique la gamme de l'auto-intoxication, prélude de l'urémie.

Le choix des aliments est certes un point capital, mais la *quantité* de substances alimentaires est aussi fort importante : il faut tout d'abord que chaque malade ne prenne qu'une quantité d'aliments en rapport avec sa capacité digestive, et d'autre part, il convient de lui recommander de prendre le nécessaire pour sa ration d'entretien.

Alors même que la digestion s'opère normalement, une trop forte proportion d'aliments prise dans le but de fortifier le malade peut devenir nuisible par un autre mécanisme.

D'abord, en imposant à ses organes un surcroît de travail pour la digestion, il fatigue son organisme sans profit, puisque ses éléments ne sont aptes à fixer qu'une certaine quantité de substances qui ne peut pas être dépassée ; le surplus est éliminé et la fonction rénale qui a déjà de la peine à suffire à sa tâche se trouve de ce fait obligée de pourvoir avec plus d'intensité à la dépuration urinaire. C'est là une cause de surmenage pour le rein, qui se congestionne facilement sous l'influence de cet hyperfonctionnement, et c'est par ce mécanisme que la suralimentation devient une cause d'aggravation rapide dans l'état des malades.

CHAPITRE III

Du choix des aliments.

Premier régime. — Lorsque le médecin juge à propos de ne plus appliquer le régime lacté rigoureux, quels sont les premiers aliments à conseiller?

On a beaucoup discuté sur l'usage des *œufs*. Les observations des cliniciens étant contradictoires, il me semble que pour trancher la question il suffit de rechercher si l'absorption de plusieurs œufs peut augmenter l'albumine. Cependant, les œufs sont contre-indiqués chez un grand nombre de malades, surtout chez ceux qui sont atteints de troubles gastro-intestinaux et dont le foie, fonctionnant anormalement, se congestionne facilement.

On prescrira donc les aliments suivants : la *semoule,* le *tapioca,* le *vermicelle fin,* les *maca-*

ronis minces, les *nouilles*. Toutes ces substances peuvent être cuites dans du lait. Mais on peut également les cuire à l'eau avec des légumes.

On pourra étendre le régime en y joignant des *crèmes au café*, à la *vanille*, au *caramel* et des substances farineuses, parmi lesquelles les plus recommandables sont le *riz*, les *pommes de terre*, les *pois*, les *lentilles*.

On intercalera tous les deux jours des légumes comme la *laitue*, la *chicorée*, la *romaine*; enfin, quand ces aliments sont bien tolérés, on terminera les repas par du dessert sous forme de *fruits cuits* et de *fromages frais* non fermentés.

Tel est le premier régime qui doit succéder au régime lacté; suffisamment varié, il peut être aisément supporté par les malades les plus récalcitrants car il renferme assez d'aliments nourrissants pour réparer leur forces.

Le choix des *boissons* est très important; il va sans dire qu'on ne saurait trop insister sur le lait; mais nous avons indiqué de nombreuses causes qui obligent à le suspendre. La meilleure boisson pour l'albuminurique, c'est l'eau pure et fraîche. Beaucoup de gens, par préjugé, ne peuvent ou ne veulent pas boire d'eau; ils accusent ce breuvage d'être fade, de les débiliter, etc.; on leur

prescrira avec avantage certaines eaux minérales, comme l'*eau d'Evian*, de *Thonon*, de *Vittel*,
parfois l'*eau de Vichy*, *l'eau de Pougues*, etc. Le
thé léger, une cuillerée de *café* dans un verre
d'eau, ou d'*extrait de malt* permettent de varier
le breuvage; enfin je recommande parfois une
boisson dont j'ai étudié l'action sur les enfants
pendant la croissance, et dont la haute valeur
nutritive constitue une boisson alimentaire
tonique : c'est la *décoction de céréales* qui doit
être préparée chaque jour chez soi, fraîchement
car elle fermente rapidement, étant un excellent
bouillon de culture pour les microbes, de l'atmosphère; voici la formule de sa préparation :

Blé, orge, avoine, seigle, maïs, son, 2 cuillerées
à soupe de chacun dans 3 litres d'eau. Faire
bouillir 3 heures de manière à obtenir un litre de
boisson. Laisser refroidir et passer au tamis fin [1].

Deuxième régime. — Je désigne ainsi le régime
qui doit succéder au régime précédent longtemps
suivi, en supposant que l'état du malade s'améliore, ou au moins qu'il reste stationnaire. Cer-

---

1. Pour l'action physiologique des décoctions de céréales,
consulter le petit volume que j'ai publié à ce sujet : *L'énergie
de croissance et les lécithines dans les décoctions de céréales* (col-
lection Léauté chez Masson, éditeur).

tains brightiques ne devront *jamais* en faire usage. La plupart n'en useront que d'une manière intermittente, alors même qu'aucun symptôme fâcheux ne les y oblige; c'est là en tout cas une manière d'agir prudente. Souvent, je prescris ce régime systématiquement pendant cinq ou six jours — puis je remets le malade au régime lacté pendant deux ou trois jours — afin de ne pas faire perdre le contact du régime lacté absolu. J'ai remarqué qu'en agissant ainsi sans attendre les indications, mais méthodiquement, on pouvait faire supporter des quantités plus fortes de nourriture sans craindre les inconvénients signalés précédemment. Quand on constate que la dépuration urinaire est insuffisante, on peut éluder ses fâcheux effets en les prévenant.

Les aliments qui constituent le deuxième régime sont ceux qu'on peut ajouter au premier régime. Quelles sont les *viandes* dont on peut autoriser l'usage?

En les classant dans l'ordre de ce que je considère comme leur digestibilité plus ou moins facile, je mets en première ligne le *poulet rôti à la broche*, les *côtelettes d'agneau* ou la *selle d'agneau*, le *jambon*.

Depuis que M. Gaucher a démontré les effets

funestes du bouillon de viande, et qu'il a qualifié cette substance de « solution de poisons », je recommande à mes malades de s'en abstenir, mais comme le potage est un de ces dogmes sociaux sans lequel un dîner est toujours incomplet, pour sacrifier au préjugé, je tourne la difficulté en permettant de faire des soupes avec du *bouillon végétal*. J'entends par là une décoction prolongée de légumes, carottes, navets, et à laquelle on ajoute un jaune d'œuf, et dans laquelle on fait cuire des pâtes d'Italie ou de la semoule; — enfin, je recommande le *bouillon de poulet* — fait à l'aide d'une poule bouillie, ou plus simplement avec ses abatis.

Pour le *poisson*, mon opinion est radicale : tout malade atteint de néphrite albuminurique doit s'en abstenir d'une manière absolue. Pour être aussi catégorique, je me fonde sur des considérations cliniques et sur les démonstrations expérimentales.

Depuis que mon maître M. Potain a appelé mon attention sur ce fait que le poisson augmente l'albuminurie des brightiques dans une proportion très notable, j'ai constamment vérifié ce fait clinique.

Quant aux preuves expérimentales, elles m'ont

été données par des recherches que j'ai entreprises dans le laboratoire de M. Potain.

J'ai étudié avec M. Potain quel était le degré
de toxicité de l'urine en suivant la méthode de
M. Bouchard par injection de l'urine dans le
système veineux du lapin. Je ne l'ai pas recherchée
chez les albuminuriques, ce qui aurait trop compliqué la question ; j'ai cherché à résoudre ce
problème physiologique chez l'homme sain. Sans
entrer dans le détail de ces expériences, je dirai
simplement le résultat intéressant le sujet que je
traite.

L'urine acquiert son *minimum de toxicité* sous
l'influence du régime lacté absolu. Le *maximum
de toxicité* s'observe à la suite de l'ingestion de
poisson.

Tel est le fait physiologique qui corrobore ce
que l'observation clinique avait démontré.

La raison de cette toxicité paraît résider surtout dans la formation rapide d'alcaloïdes résultant de la putréfaction qui s'opère très vite. Par
la réfrigération dans la glace et par certains artifices, les alcaloïdes odorants de la fermentation
cadavérique ne se produisent pas, si bien que les
poissons ont tous les caractères extérieurs de la
fraîcheur la plus parfaite. Mais s'ils sont frais

pour la cuisinière et la maîtresse de maison, ils ne le sont pas pour le physiologiste, et le rein du brightique est un réactif autrement sensible que l'odeur de l'animal, ou la limpidité de son œil.

On pourrait me faire observer qu'il est sans inconvénient alors de manger des poissons dans les ports de mer. Je ne le conseille pourtant pas aux malades; d'abord parce que les poissons séjournent souvent douze, quinze heures et plus dans les bateaux de pêche. C'est plus qu'il n'en faut pour que la décomposition cadavérique se produise. Puis, en général, les pêcheurs ne vendent pas leur poisson, ils l'expédient. Ceux que l'on trouve dans les ports de mer sont le rebut qui ne vaut pas la peine d'être expédié, car « il ne supporterait pas le voyage ».

Les *légumes* jouent un rôle important dans ce régime; il en est de même des céréales.

Le *pain* est un excellent aliment quand il est bien toléré; il est souvent nuisible et provoque de la dyspepsie uniquement à cause de son mode de préparation défectueuse dans les grandes villes, et en particulier à Paris, où il est difficile de trouver du pain bien préparé. En général, il n'est pas assez cuit — et renferme une forte proportion d'eau; — dans ces conditions, il occasionne des fermentations gastriques qui troublent la digestion. On recommandera donc de ne pas manger de mie de pain, ou de prendre du pain grillé; les biscottes, les pains de légumine, peuvent alterner avec le pain bien cuit.

On insistera sur les *farineux*, crèmes de *riz*, d'*orge*, de *maïs*; on en fera des potages au lait ou des gâteaux. On surveillera avec soin l'estomac, qui se montre quelquefois intolérant pour ces aliments; il en sera de même pour l'usage du *beurre frais*, qui ne sera autorisé que lorsqu'il n'y aura aucun signe de gastropathie.

Les fruits seront pris en petite quantité, d'abord cuits, puis au bout de quelque temps crus. On commencera par la pêche, le raisin, les pruneaux, les abricots, les mirabelles, les reines-Claude, les bananes, les dattes.

Aliments nuisibles. — Je viens d'indiquer les principaux aliments que les albuminuriques pourront prendre sans inconvénient, à moins de contre-indications personnelles.

Il m'est impossible de passer en revue tous les aliments. Avant tout, il faut éviter le sel et les aliments salés. Cette recommandation est d'une importance capitale chez les albuminuriques qui ont une tendance aux œdèmes.

Le *bouillon* de viande est formellement interdit ; donc pas d'autres soupes que les potages au lait, les bouillons de légumes, et parfois le bouillon de poulet. Les *poissons* seront déconseillés pour les raisons indiquées au chapitre précédent.

Les poissons les moins nuisibles sont les poissons fraîchement pêchés : le merlan, la morue, le cabillaud, les sardines fraîches et grillées.

Par contre, le saumon, le homard, le caviar, la sole, doivent être toujours bannis de la table de tout albuminurique brightique.

Parmi les *viandes*, le *veau*, malgré sa dénomination de viande blanche légère, sera défendu ; il détermine fréquemment des indigestions et des intoxications. Le *bœuf* est un aliment excitant ; si on autorise le malade à en manger, il faut que cet usage soit rare et que cette viande soit rôtie ou braisée. En général, je conseille de s'en abstenir.

Le *gibier* tout frais ne présente pas grand inconvénient, mais il est dans les usages de la gastronomie de le manger en voie de putréfaction. C'est donc un aliment qu'il faut défendre.

M. Teissier recommande le *rognon* de mouton, qui renfermerait un extrait dont les propriétés sont antitoxiques. « Mais, ajoute-t-il, il convient que le rognon soit peu cuit, simplement grillé, et non assaisonné en ragoût ou avec des épices dont les propriétés excitantes deviendraient alors préjudiciables. » Par contre, il proscrit les tripes à la mode de Caen et le boudin.

Parmi les légumes, il en est quelques-uns dont l'usage est contre-indiqué, tels sont : les *choux*, la *choucroute*, les *asperges*, les *champignons*, le *cresson*. Il en sera de même des *épinards* et des *artichauts*, des *truffes*, de l'*oseille*, des *tomates*, de la *rhubarbe*.

Si les fromages frais sont sans inconvénient, et peuvent même être utiles, par contre les fromages fermentés sont souvent toxiques. On défendra même le *fromage de gruyère*. Il va sans dire que le roquefort est formellement interdit.

Parmi les fruits, on recommandera de s'abstenir de groseilles, d'oranges et de fruits très acides en général, l'acide malique pouvant avoir une action irritante sur le rein.

Nous nous sommes déjà étendu sur les boissons que l'on peut donner aux albuminuriques, lait, eau, décotion de céréales, thé léger, etc. Parmi les boissons défendues, l'*alcool* occupe le premier rang. Le *vin rouge* augmente rapidement la proportion d'albumine ; le vin blanc serait un peu moins nuisible. Le *cidre* doit être formellement interdit. La *bière* est un excitant du rein, on n'autorisera que l'usage d'un *extrait de malt* à la dose d'une cuillerée à café dans chaque verre d'eau.

Après avoir énuméré les indications générales du régime alimentaire des albuminuriques, il convient de dire que ces règles sont rarement applicables dans leur ensemble.

Étant données les prédispositions individuelles et les réactions personnelles du chimisme gastro-intestinal, avant de prescrire un régime, il est de toute nécessité d'examiner avec soin le malade.

On ne doit pas perdre de vue, que par un régime mal ordonné, un albuminurique qui était dans un état d'équilibre satisfaisant, peut « déraper » et verser dans des accidents d'insuffisance urinaire. Malheureusement, il n'existe pas de règles précises et le clinicien ne peut établir un régime utile que par tâtonnements. C'est la seule méthode scientifique, bien qu'elle paraisse empirique.

En effet, chaque albuminurique réclame un régime et un traitement qui lui soient personnels et qui varie même avec les différentes périodes de l'évolution de son organisme.

CHAPITRE IV

Des médicaments.

Il est toujours scabreux d'écrire sur un sujet
de thérapeutique, car une foule de circonstances,
peuvent faire fléchir les règles les mieux établies ;
et s'abstenir d'une médication parce qu'elle n'est
pas classique, c'est souvent priver le malade
d'un remède salutaire. D'ailleurs on sait ce que
valent les lois dans les sciences biologiques, où
l'on exerce une action sur la matière vivante,
dont l'attribut est précisément son perpétuel
mouvement de mutation cellulaire qui transforme incessamment sa modalité chimique, d'où
dépendent les réactions vitales. C'est pourquoi
la science médicale est insuffisante pour bien
soigner un malade ; le côté artistique de l'art
médical consiste à évaluer la cote biologique du
malade à un moment donné et à trouver le mode

d'intervention salutaire correspondant à cet état fugace. C'est ainsi que les médicaments que nous considérons comme nuisibles peuvent, dans certaines conditions que la clinique réalise mieux que les considérations théoriques, être fort utiles, tandis que les substances préconisées par les auteurs peuvent au contraire avoir de fâcheux résultats.

Un très grand nombre, on pourrait dire la plupart des médicaments, s'éliminent par l'urine. Beaucoup de substances peuvent irriter le rein et devenir cause de néphrites toxiques. Ces substances doivent donc être évitées en principe.

Le *vésicatoire* est souvent indiqué chez les brightiques : tantôt il s'agit de phénomènes douloureux dans la région précordiale, dépendant d'une névralgie ou d'une névrite du plexus cardiaque, avec aortite subaiguë, tantôt d'un point douloureux et persistant causé par de la pleurodynie ; d'autres fois on jugera utile d'intervenir par cette médication pour de la congestion pulmonaire, pour un épanchement très lent à se résorber. Écartera-t-on systématiquement le vésicatoire cantharidé dans ces cas? Je ne le pense pas. Sans doute le vésicatoire peut déterminer une poussée de néphrite, et l'albuminurie augmente alors dans de notables proportions; par conséquent, en principe, l'emploi du vésicatoire cantharidé doit être rejeté. Mais, dans quelques circonstances j'ai appliqué chez des brightiques des vésicatoires de petites dimensions, bien camphrés, en interposant entre l'emplâtre et la peau du papier de soie huilé, et j'ai obtenu dans quelques cas un soulagement rapide de certains symptômes douloureux.

L'*opium* et la *morphine* sont également des médicaments proscrits. M. Bouchard a signalé des cas de mort après une injection de morphine; il a montré que l'élimination de ces substances pouvait être entravée et que la rétention de ces agents thérapeutiques était capable de déterminer une intoxication rapide.

Si l'on juge à propos de se servir de ces agents si puissants pour calmer certains accès de dyspnée ou l'agitation excessive de quelques brightiques, ou pour leur procurer du sommeil, on n'emploiera que des doses faibles. On ne laissera jamais de seringue à la disposition des malades. Dans les périodes angoissantes et terminales de l'urémie, ces médicaments deviennent au contraire dans quelques cas un bienfait pour le malade et pour son entourage.

Les *balsamiques* peuvent provoquer des pous sécs aiguës dans le cours des néphrites.

Les applications de *teinture d'iode* augmentent parfois l'albuminurie.

Un grande nombre de brightiques albuminuriques ont eu dans leur existence maille à partir avec la syphilis, et naturellement pour combattre cette infection ancienne, on leur prescrit de l'*iodure de potassium*; théoriquement, ce médicament doit être rejeté, à cause de l'iode qui est un irritant pour le rein et à cause de la potasse dont M. Bouchard nous a révélé l'action toxique. Cependant, si quelques observations plaident contre l'usage de cette substance, le plus grand nombre des cliniciens y ont recours avec avantage. Toutefois le fait qu'un malade est albuminurique implique l'emploi de doses modérées et surtout une surveillance constante, avec analyses fréquentes et dosage de l'urine.

On sait que le *mercure* est capable de déterminer des néphrites toxiques; on n'emploiera donc cet agent qu'avec circonspection, surtout en frictions, qui est un mode d'absorption rapide et qui exige un pouvoir d'élimination fonctionnant régulièrement, sans quoi on risque de voir apparaître brusquement l'albuminurie violente avec son cortège de signes graves et la stomatite mercurielle. Le *calomel* ne sera employé qu'à faibles doses.

Le *salicylate de soude* a été incriminé comme cause d'accidents dans l'albuminurie; on l'a même accusé de pouvoir provoquer des troubles cérébraux et du collapsus cardiaque. Je considère cependant que ce médicament ne doit pas être rejeté chez les rhumatisants, car j'ai maintes fois observé une amélioration rapide et la guérison des symptômes articulaires chez des malades qui avaient une albuminurie abondante.

L'*antipyrine*, dont l'action est si capricieuse même chez les individus qui sont accoutumés à en prendre, peut causer des troubles graves même à la suite de faibles doses; on a signalé des cas de mort survenant après un gramme de cette substance; nous ignorons encore les causes de ces accidents imputables à ce merveilleux agent thérapeutique, si infidèle dans son action. On devra être très prudent dans son emploi. On l'a accusé de « fermer le rein »; ce reproche ne me paraît pas fondé dans son expression aussi générale.

Dans maintes circonstances, la *digitale* est indiquée chez le brightique. Un grand nombre d'auteurs ont signalé des cas d'intoxication par la digitale. Chez les malades en imminence d'asystolie avec lésions épithéliales s'adjoignent les troubles du rein cardiaque, et dès lors l'élimination médicamenteuse est considérablement entravée. Cependant j'ai employé si souvent la digitale dans ces circonstances et avec un succès si constant que tout en signalant ses dangers, que je n'ai pas observés par moi-même, je n'hésite pas à prescrire ce médicament comme un des plus efficaces dans les premières atteintes de l'urémie par faiblesse myocardique. L'œdème disparaît avec une rapidité surprenante et le cœur retrouve pour quelque temps sa tonicité.

Les médicaments qui peuvent être utiles. — L'albuminurie brightique est l'aboutissant d'un grand nombre de causes toxi-infectieuses. Cette diversité d'origine implique déjà une grande difficulté dans le traitement.

Il n'existe pas de médication qui guérisse à coup sûr l'albuminurie; quelques médicaments visent certains éléments pathogéniques et permettent à la nature médicatrice, quand ils sont judicieusement employés, d'accomplir son œuvre de réparation, si la lésion n'est pas irrémédiable.

Le *bicarbonate de soude* est préconisé par Lécorché et Talamon, et tous les cliniciens ont pu observer l'amélioration réelle qui résulte de l'emploi de ce médicament. Il est surtout utile parce qu'il favorise la digestion.

Les produits de la digestion peuvent, par leur élaboration anormale, devenir une source d'auto-intoxication pour le brightique. En agissant sur la digestion à bon escient on vise une indication de thérapeutique pathogénique, et on fait disparaître une cause de troubles et de complications. C'est qu'en effet l'estomac et l'intestin présentent des lésions attribuables au mal de Bright. Les vomissements, l'état nauséeux, la dyspepsie sont des symptômes fréquents, et les ulcérations intestinales et gastriques décrites par Treitz sont la signature de cette participation gastro-intestinale. C'est ainsi que les *purgatifs salins et même drastiques* font parfois disparaître rapidement des troubles graves d'origine gastrique. D'autre part, la dyspepsie des brightiques est l'origine de nombreux réflexes, qui retentissent surtout sur le cœur.

Les troubles dyspnéiques apparaissent d'abord après les repas, puis, les troubles gastriques s'accentuant, ils deviennent permanents avec des exacerbations correspondantes à certains stades de la digestion. La dilatation cardiaque entre rapidement en scène et ouvre la porte à l'urémie.

L'estomac des albuminuriques doit donc être entouré de soins pieux; outre le régime, qui est le point capital, on prescrira des alcalins, comme la *craie préparée*, la *magnésie*, ou bien certaines poudres, comme le *charbon de Belloc*.

La *pepsine*, la *pancréatine*, la *maltine* peuvent momentanément remplir des indications comme eupeptiques.

Enfin, l'intestin sera l'objet de préoccupations constantes; on ne laissera pas la constipation s'établir. La *poudre de rhubarbe*, le *sulfate de soude*, le *sené*, à petite dose, les *lavements*, permettent de lutter contre la stercorémie en réalisant dans une certaine mesure l'antisepsie intestinale.

Depuis quelques années, certains cliniciens recommandent le *lactate de strontiane*, qui agirait surtout sur le symptôme albuminurie, qu'il diminuerait dans de notables proportions. Ce médicament est encore à l'étude et son emploi n'est pas suffisamment précisé à l'heure actuelle pour le préconiser sans certaines réserves.

Il en est de même du *tanin*. Je l'ai vu prescrire souvent, je n'ai jamais été frappé de son action nettement efficace. Parmi les toniques le *quinquina* a souvent une action utile. Lécorché et Talamon insistent sur l'importance du *fer*; quand il existe des hématuries légères, ils recommandent le *perchlorure de fer*; ils conseillent de donner l'*iodure de fer* aux tempéraments lymphatiques et l'*albuminate de fer* aux dyspeptiques. Gallois recommande le *protoxalate de fer* en se fondant sur les recherches de M. Hayem.

Lancereaux a préconisé une médication qui paraît paradoxale; il emploie la *teinture de cantharides* à la dose de 5 à 10 gouttes par jour; ce serait d'après lui le médicament des néphrites épithéliales, comme l'iodure est celui des néphrites conjonctives. Ce traitement n'a encore rencontré que peu d'adeptes.

Les troubles cardiaques seront traités à l'aide de la *digitale*; le *strophantus*, la *spartéine* rétablissent souvent les fonctions du cœur brightique, surtout dans ses premiers désarrois.

La *caféine* est un excitant des centres nerveux, un tonique cardio-vasculaire et un diurétique; elle répond donc à de nombreuses indications symptomatiques dans le cours du brightisme.

L'*éther* peut être employé à l'intérieur et en injections sous-cutanées; il soulage et fait parfois disparaître les crises de dyspnée.

L'*iodure de potassium* et l'*iodure de sodium* doivent être employés pendant longtemps et à petites doses. M. Potain a souvent constaté le bon effet de cette médication prolongée pendant plusieurs années.

Un grand nombre d'albuminuriques sont sujets à des accès de dyspnée ayant parfois le type angoissant; ces symptômes sont souvent liés à l'artério-sclérose, qui retentit fréquemment sur le plexus cardiaque. Potain recommandait dans ces cas la *trinitrine* en solution alcoolique au centième et à la dose de 6 à 12 gouttes par jour. Dans le même ordre d'idées le *nitrite d'amyle* versé à la dose de 3 à 5 gouttes sur un mouchoir, et qu'on respire, fait parfois cesser les accès les plus violents.

Quelques auteurs préconisent la *lactose* à la dose de 100 grammes comme diurétique; c'est un médicament qui, s'il n'est pas efficace, semble du moins inoffensif. Il n'en est pas de même du jaborandi et de la *pilocarpine*, qui aurait donné à Gubler quelques bons résultats. Ses indications sont encore mal fixées; il vaut mieux s'en abstenir, sauf dans le cas où l'on veut produire une action sudorale puissante. Par contre, je recommande beaucoup les *inhalations d'oxygène* utilisées méthodiquement, qui m'ont toujours paru d'une efficacité réelle. La *théobromine* est un médicament d'une grande activité. Il réveille le plus souvent d'une façon remarquable l'activité dépurative du rein, en provoquant une diurèse abondante. Mais il faut manier ce médicament énergique avec prudence, afin de ne pas provoquer le surmenage rénal qui aboutirait rapidement à l'épuisement et à l'insuffisance fonctionnelle.

Le *chlorure de calcium* a été recommandé par de nombreux cliniciens; je n'ai jamais constaté l'efficacité durable de ce médicament.

Par contre, la *teinture de scille* est une substance très active pour augmenter la diurèse. Mais on ne doit la prescrire que pendant quelques jours, afin de ne pas irriter et fatiguer le rein.

Dans ces dernières années, on a beaucoup préconisé l'emploi de l'électricité chez les albuminuriques dont la pression artérielle est trop élevée. et. en effet, les courants de haute fréquence amènent parfois chez les hypertendus, un abaissement passager de la pression artérielle.

Mais j'ai surtout constaté les bons effets de l'électricité chez les malades ayant de la dyspnée et de l'œdème. On obtient une amélioration remarquable et très rapide en combinant les injections sous-cutanées de *sérum de Trunceck* de 2 à 5 centimètres cubes avec les applications d'*électricité statique* de courte durée, et en produisant sur toute la surface du corps des petites étincelles à l'aide de l'électrode en balai.

Cette médication paraît paradoxale, étant données nos connaissances sur l'action des chlorures.

Laissant de côté toute explication théorique, je me borne à constater les résultats de la clinique et de l'observation.

Sous l'influence de l'injection de ce sérum hypertonique combinée à l'application immédiate de l'électricité statique, on voit presque instantanément le malade soulagé de sa dyspepsie, et l'œdème diminue au bout de quelques heures.

Il est vraisemblable que cet effet résulte de la vaso-constriction réflexe déterminée dans tout l'organisme par l'injection de sérum et l'électricité, dont les effets physiologiques s'ajoutent et se renforcent réciproquement dans le même sens, et produisent une stimulation dans l'énergie des contractions cardiaques et des vaisseaux périphériques.

Quelle que soit l'explication de ces faits, en me cantonnant sur le terrain de mes nombreuses observations, j'engage vivement mes confrères à vérifier les faits que j'avance. Ils pourront constater l'utilité et l'efficacité de cette médication énergique et rapide, et ajoutant leurs observations aux miennes, ils pourront perfectionner cette méthode de traitement et en préciser les nombreuses indications.

Je n'en dirais pas autant des injections de *sérum physiologique* à doses massives recommandées par de nombreux cliniciens dans le but de stimuler la diurèse.

Si, à faibles doses de 5 à 10 gr., elles ont souvent un effet sédatif sur les troubles nerveux — par contre, en maintes circonstances, elles m'ont paru avoir un effet nuisible lorsqu'on les emploie aux doses de 500 ou de 1 000 gr.

En tous cas, ces injections doivent être maniées avec grande prudence.

Il en est de même des injections de *cacody- late de soude.*

Dans les cas où l'œdème est accentué, il vaut mieux s'en abstenir.

Par contre, dans les cas d'albuminurie fonctionnelle et orthostatique, les injections de cacodylate de soude constituent une médication très précieuse, car elles combattent efficacement l'anémie, la faiblesse et la dépression nerveuses que l'on constate si souvent dans ces formes d'albuminurie.

CHAPITRE V

Traitement de l'urémie.

L'albuminurique peut parcourir tous les stades d'une néphrite sans être malade. Malgré son allure paradoxale, cette proposition est pourtant l'expression d'un grand nombre d'observations cliniques. Bien que l'urémie soit le dernier acte des néphrites, c'est par ses symptômes que l'albuminurie entre souvent en scène. C'est même cette longue évolution silencieuse qui constitue le grand danger de la maladie. J'ai été frappé pour la première fois de ce fait au début de mes études médicales, étant externe dans le service de M. le professeur Proust. Il s'agissait d'une belle jeune fille de vingt ans ayant toutes les apparences de la santé la plus florissante. On l'apporte à l'hôpital en proie à un accès de suffocation terrible qui était survenu brusquement et en pleine santé. La malade affirmait avoir été jusqu'alors bien portante. On pensait qu'il s'agissait du croup et on discutait l'intervention par la trachéotomie lorsqu'elle meurt subitement étouffée. A l'autopsie, nous constatons un œdème de la glotte qui avait déterminé la mort et deux gros reins blancs avec toutes les lésions d'une néphrite parenchymateuse des plus caractérisée.

Les médecins légistes signalent parfois des cas dans lesquels la mort subite survient chez des individus bien portants; à l'autopsie on ne trouve qu'une néphrite interstitielle.

Des cas semblables sont sans doute rares. Mais ce qui est plus fréquent, c'est l'apparition de manifestations urémiques graves, comme première manifestation de l'albuminurie.

J'ai indiqué déjà les signes précurseurs de l'urémie et les modes d'apparition de cette redoutable complication.

Cependant cette révélation brusque n'est qu'apparente, et si le malade avait été bien examiné auparavant, on aurait constaté des petits symptômes qui par eux-mêmes et isolés n'ont guère d'importance, mais qui constituent par leur réunion un signe certain de l'urémie menaçante.

Puis tout d'un coup, à la suite d'une fatigue,

d'un écart de régime ou même sans cause appréciable, l'urémie se présente avec son cortège dramatique : les convulsions, le délire, le coma, des paralysies, s'accompagnant de la dyspnée au type caractéristique de Cheyne-Stokes.

Il est rare que le malade succombe à cette première atteinte, et, si la lésion n'est pas trop avancée, le médecin est armé de moyens puissants capables de produire souvent de véritables résurrections, le malade passant rapidement de l'intoxication suraiguë à un état de santé qui en peu de temps peut lui redonner toutes les allures d'un homme bien portant. Quels sont ces moyens?

Quand les urines renferment de l'albumine, que le malade est en proie à cette dyspnée toxique angoissante, qui lui donne cette coloration subasphyxique, qui se détache sur son teint pâle et jaunâtre, lorsque les troubles cérébraux apparaissent, il faut agir vite et énergiquement, et je ne connais pas de moyen plus efficace que la saignée et l'administration de la digitale. Ces deux médications doivent être appliquées en même temps; la saignée employée seule est souvent restée sans effet utile; de même la digitale administrée isolément peut souvent n'amener aucune amélioration.

Aujourd'hui, il est difficile de pratiquer des saignées : d'abord ce traitement n'est plus à la mode ; les malades et leur famille acceptent difficilement cette médication, qui, dit-on, va affaiblir encore le malade déjà si anémié. Je dirai qu'un très grand nombre de médecins sont également persuadés que la saignée peut déterminer une anémie préjudiciable. Je ne partage pas leur avis en principe. D'abord beaucoup d'entre eux ne connaissent plus les effets de la saignée ; il est des services d'hôpital dans lesquels on ne pratique pas une seule saignée par an. Certains cliniciens ne connaissent plus de la saignée que le mauvais renom de l'exagération de la doctrine de Broussais ; mais si autrefois on saignait trop, ce qui amenait des résultats désastreux, aujourd'hui on ne saigne plus assez. Comme pour toute réaction on est tombé dans l'exagération inverse.

La saignée a le grand avantage de soustraire à l'organisme une certaine quantité de poisons contenus dans le sang que l'on enlève ; d'autre part elle diminue rapidement la masse du sang ; elle facilite donc la tâche du cœur, le système circulatoire étant subitement dégagé de la quantité de sang dont les globules, intoxiqués par les poisons organiques et l'acide carbonique, circulent

difficilement dans les capillaires distendus et para-
lysés par suite d'une hématose insuffisante.

La digitale survenant dans ces conditions
accroît la tonicité du cœur et des capillaires ; la
barrière rénale se laisse franchir et une diurèse
abondante, actionnée par ces deux médications
permet à l'organisme d'éliminer ses poisons. J'ai
toujours obtenu en agissant ainsi des résultats
si rapides que je suis devenu un des fervents
adeptes de cette méthode, à laquelle j'ajoute les
moyens adjuvants suivants : les inhalations
d'oxygène, les injections d'éther camphré et de
caféine, les purgatifs, les grands lavements
froids, les inhalations d'éther, les ventouses
sèches, etc.

Quand ce traitement réussit, le malade peut
retrouver un état de santé tel qu'on n'osait plus
l'espérer pour lui, tant sa situation paraissait
grave. Il peut même guérir en ne conservant plus
qu'une néphrite partielle compatible avec une
longue existence.

Mais s'il s'écarte des règles de l'hygiène, si les
congestions rénales successives font progresser
la lésion, il pourra être repris de crises d'urémie.
Après chaque atteinte il restera amoindri et son
pouvoir de résistance sera diminué.

Il arrivera un moment où la médication usée ne mordra plus. Dès lors les injections de morphine seront les derniers services que le médecin pourra rendre au malade, en l'acheminant sans souffrance vers la fin.

CHAPITRE VI

De l'opothérapie rénale.

Le traitement des maladies par des extraits d'organes ou par l'emploi des organes mêmes est une des conquêtes récentes de la science médicale, et l'une des plus intéressantes et des plus fécondes.

Cette étude a déjà donné de très brillants résultats dans les affections de certains organes comme le corps thyroïde. La pathologie rénale ne devait pas tarder à bénéficier de cette orientation nouvelle de la thérapeutique. Il y a certes de nombreuses recherches à entreprendre pour mettre au point cette question de thérapeutique, mais les résultats publiés sont déjà suffisamment probants, non seulement pour autoriser l'emploi de l'opothérapie rénale dans l'albuminurie, mais encore, dans certains cas, pour conseiller l'usage dè cette méthode comme un adjuvant utile et souvent d'une réelle efficacité. Brown-Sequard avait déjà démontré, que lorsqu'on pratiquait des injections d'extraits de reins chez des animaux dont on avait enlevé les deux reins, l'apparition des accidents urémiques était notablement retardée.

Le prof. Teissier, appliquant ces faits de physiologie expérimentale à la thérapeutique, rechercha l'action des injections d'extraits glycérinés de reins. Il constata, sous l'influence de cette médication, une diminution et parfois la disparition de symptômes graves et pénibles comme la dyspnée, la céphalée et les vomissements.

Le professeur Renaut, s'inspirant des mêmes faits, recommande l'emploi de la macération fraîche de pulpe de rein de porc. Cette méthode a l'inconvénient de se heurter souvent à un dégoût insurmontable de la part du malade ; d'autres fois cet aliment ne tarde pas à déterminer des troubles digestifs et l'intolérance survient bientôt.

Dans quelques cas même, l'albuminurie a été un peu augmentée, mais dans ce cas il faut faire intervenir l'influence surajoutée de la dyspepsie. C'est pour obvier à ces inconvénients que certains cliniciens ont employé l'ingestion de rein desséché sous forme de poudre. Il est encore plus simple de recommander comme aliment l'usage de reins de porcs ou de moutons, peu cuits, presque crus, l'usage des rognons constituant un des mets recherchés des gourmets. J'ai eu souvent recours à cette médication dans l'alimentation des albuminuriques et je n'en ai constaté que des effets salutaires. Quant à l'emploi de l'extrait sec ou néphrine, il m'a paru avoir un effet plutôt utile. C'est donc un médicament à recommander. A ces différentes médications M. Tessier a ajouté une méthode nouvelle : la sérothérapie par le sérum de veines rénales, provenant du chien ou de la chèvre.

Les observations de Meyer, de Turbur, de Lavis, de Van Bogeart, de Spillmann et Parisot sont venues apporter un ensemble concordant de faits qui démontrent l'efficacité de cette méthode dans quelques cas bien déterminés.

Sous l'influence de cette médication, on constate la diminution et même la disparition de certains symptômes urémiques. Un des symptômes les plus pénibles, l'insomnie, est favorablement influencé. Les œdèmes diminuent souvent très rapidement en même temps que les urines deviennent très abondantes et contiennent une forte proportion de chlorures. Ce qui démontre bien encore le rapport qui existe entre la rétention chlorurée et la pathogénie des œdèmes.

La dyspnée, symptôme si important chez les albuminuriques guettés par l'urémie, s'atténue bientôt.

La congestion pulmonaire et les bronchites albuminuriques sont également améliorées. D'une façon générale il semble que le sérum de veines rénales diminue la gravité des infections qui peuvent survenir chez les albuminuriques, comme si la diurèse abondante qu'il détermine débarrassait rapidement l'organisme des poisons non éliminés qui l'intoxiquaient.

Les troubles circulatoires sont en même temps favorablement influencés, le pouls et la pression artérielle tendent à revenir à la normale.

Enfin, sous l'influence de cette médication, les troubles digestifs : inappétence, nausées, ballonnements du ventre, congestion du foie, troubles intestinaux s'amendent rapidement.

Mais un des effets les plus remarquables de cette médication, c'est la diminution, dans de grandes proportions, de l'albuminurie.

Parmi les inconvénients, il faut signaler l'augmentation passagère de l'albumine, l'apparition de quelques accidents, consistant en légers mouvements fébriles et l'apparition d'éruptions ressemblant à celle de l'urticaire, de la rougeole, de la scarlatine.

Ces troubles, qui s'accompagnent souvent de phénomènes toxiques s'observent aussi chez les malades dont les lésions sont déjà très étendues et très profondes. Dans ces cas ce traitement reste inefficace.

Les résultats favorables se produisent surtout lorsque la lésion n'est pas très étendue ni très profonde et que les symptômes urémiques sont provoqués par des phénomènes congestifs qui anéantissent rapidement et brusquement le pouvoir dépurateur du rein. Pour expliquer l'action de cette médication, on a invoqué différents mécanismes. Pour les uns, ce sérum aurait une action antitoxique en neutralisant les poisons de l'organisme.

Il semble plutôt, et c'est là l'opinion de Halion, que, d'une façon générale, l'extrait opothérapique d'un organe agisse surtout en stimulant l'activité des cellules dont la fonction est troublée ou entravée. C'est par ce mécanisme que l'extrait rénal diminuerait l'albuminurie, ferait disparaître les dangers de l'urémie et rendrait aux cellules rénales une partie de leurs aptitudes perdues.

Cette action se répercuterait, d'après M. Teissier, sur les cellules du foie dont elle réveillerait les fonctions défensives.

D'ailleurs, on sait quels liens physiologiques puissants unissent entre elles les fonctions du foie et du rein.

Il va sans dire que l'opothérapie rénale, quelle que soit l'efficacité qu'on lui attribue, ne doit être considérée que comme une médication adjuvante et nullement comme un traitement spécifique.

On ne devra pas perdre de vue les quelques inconvénients que ce traitement peut présenter, mais cette médication vraiment efficace devra être appliquée, non pas d'une façon systématique, mais en suivant les indications de la clinique. C'est ainsi qu'il sera souvent utile d'ajouter à l'opothérapie rénale, l'opothérapie hépatique, quand l'insuffisance hépatique vient ajouter sa note prédominante à l'intoxication générale.

L'opothérapie gastrique est souvent indiquée dans les cas de dyspepsie et d'apepsie.

La médication hypophysaire peut relever la pression artérielle et augmenter la diurèse.

L'adrénaline peut agir dans le même sens.

Enfin les extraits ovariens et orchitiques sont parfois des adjuvants utiles.

CHAPITRE VII

Albuminurie et opérations chirurgicales.

Un malade atteint d'albuminurie peut-il, sans inconvénient, subir une opération chirurgicale? On conçoit l'importance de cette question, si l'on songe au grand nombre de personnes qui présentent une des nombreuses variétés d'albuminurie.

Toute opération chirurgicale peut influer sur le rein de différentes manières. Tout d'abord, l'administration des anesthésiques, chloroforme ou éther, présente certains inconvénients. Les recherches de Terrier ont démontré qu'après toute opération ayant nécessité l'administration du chloroforme, on constate la présence de l'albumine dans les urines. Le plus souvent il s'agit d'une albuminurie passagère. Il est certain que ces anesthésiques puissants qui sidèrent le système nerveux au point d'anéantir en quelques minutes ses importantes fonctions de sensibilité ne produisent cet effet que grâce à une intoxication profonde de certaines cellules du système nerveux.

L'anesthésie terminée, ces agents toxiques sont éliminés par la surface pulmonaire, mais une partie est également éliminée par le rein. Ces substances sont irritantes pour les cellules rénales et déterminent une sorte de néphrite toxique passagère.

On comprend aisément que, si le rein est préalablement lésé, si son fonctionnement est altéré par une maladie antérieure, ces anesthésiques irritants puissent donner un coup de fouet à l'albuminurie préexistante. C'est donc avec juste raison que les chirurgiens, avant toute opération, exigent une analyse complète des urines. En cas d'opération d'urgence, le chirurgien ne s'arrêtera pas à cette considération, mais elle sera un élément d'appréciation important pour le pronostic de l'intervention.

S'agit-il au contraire d'une opération dont on peut choisir le moment, la présence de l'albumine devra faire différer l'époque de l'intervention. On s'efforcera, par un traitement approprié, de diminuer et de faire disparaître toute trace d'albumine avant l'opération. Si on ne réussit pas à la faire disparaître complètement, l'opération pourra être pratiquée quand on se sera assuré que l'albumine est parvenue à son taux minimum et que la perméabilité rénale n'est pas notablement diminuée.

Enfin lorsque l'opération n'est pas absolument indispensable, lorsqu'il s'agit de cas douteux où la nécessité d'une intervention est discutable, la présence de l'albuminurie devra faire pencher pour la non-intervention.

C'est qu'en effet le pronostic de l'opération dépend en grande partie de l'état du rein. On doit compter non seulement avec la néphrite post-opératoire, mais encore avec ce que l'on a appelé le *shock chirurgical* caractérisé par des symptômes de prostration qui empêchent le malade de réagir et qui amènent la mort après l'opération.

Différentes causes interviennent dans le mécanisme du shock. On a fait intervenir l'atteinte profonde portée sur le système nerveux, mais l'état de deux autres organes entre en jeu comme facteur de gravité dans ces accidents. C'est, d'une part, l'état du foie et, d'autre part, l'état du rein. Lorsque les cellules hépatiques et les cellules rénales sont altérées, le chloroforme et l'ébranlement nerveux peuvent subitement anéantir les fonctions de défense de l'organisme, et l'ictère grave et l'urémie peuvent entrer en scène dans les quelques jours qui suivent l'opération et amener la mort.

Mais ces accidents sont en somme relativement rares, de sorte qu'on peut dire d'une façon générale que la présence de l'albumine n'est pas une contre-indication d'une intervention chirurgicale. Elle doit seulement rendre le chirurgien plus prudent et plus circonspect.

L'albuminurie peut dans quelques cas devenir une indication opératoire, c'est-à-dire qu'il est un certain nombre de malades chez lesquels se pose la question de l'intervention précisément parce qu'ils ont de l'albumine.

En 1886, Péan rapportait qu'un cas d'albuminurie avait guéri par la néphrectomie. A la même époque, Harrison publiait un article intitulé : « Le traitement de quelques formes d'albuminurie par la ponction rénale ». Il conseillait d'inciser la capsule fibreuse du rein dans le but de décongestionner cet organe. Pousson publia un certain nombre de cas où cette opération eut un résultat favorable et Debolhs proposa de traiter les albuminuries dues au mal de Bright par la décortication des reins. Un certain nombre de raisons autorisent à discuter l'utilité d'une intervention. Dans l'albuminurie qui s'accompagne d'un déplacement du rein, la fixation de cet organe en situation normale peut guérir l'albuminurie et Debolhs rapporte 14 cas de guérison. On peut également songer à intervenir lorsqu'on a des raisons de penser que la lésion qui donne de l'albumine ne siège qu'au niveau d'un rein. La séparation des urines permet d'établir ce diagnostic. Le plus souvent, il s'agit d'albuminurie accompagnant une suppuration rénale, soit d'origine calculeuse, soit de cause tuberculeuse. Dans les cas d'hématuries, l'intervention chirurgicale a quelquefois fait cesser ces hémorragies. On a présenté de nombreuses objections à l'intervention. On redoute de faire apparaître l'urémie, mais les chirurgiens n'ont pas observé de symptômes urémiques; par contre ils signalent des cas où l'urémie a disparu après l'intervention alors que le traitement médical avait été impuissant. Cependant, il vaut mieux attendre que les crises urémiques aient disparu pour opérer. Les opérations chirurgicales proposées contre l'albuminurie sont nombreuses.

La néphropexie peut s'appliquer aux albuminuries mécaniques dues à l'ectopie rénale.

La ponction et l'incision simple de la capsule peuvent être proposées dans les formes graves de néphrites aiguës quand le rein fortement congestionné est étranglé dans sa capsule fibreuse.

La néphrotomie produit une décongestion plus parfaite du rein. L'opération que l'on pratique le plus souvent est la capsulectomie. En effet, sous l'influence de la congestion, le rein se trouve comprimé dans sa capsule inextensible, la dépuration urinaire est diminuée et peut être même supprimée, et la tension persistante ne tarde pas à altérer les cellules rénales dont la vitalité est compromise.

On a proposé aussi la néphrectomie. Cette opération n'est indiquée que lorsqu'on a la certitude qu'un seul rein est malade et que le rein atteint est altéré par une lésion irrémédiable comme dans quelques cas de tuberculose et de lithiase rénale. Dans les autres formes d'albuminurie, cette opération ne saurait être discutée à cause de sa gravité.

Il m'a paru intéressant de signaler ces faits qui ont été l'objet de nombreuses discussions

entre chirurgiens. Des opinions très différentes
ont été émises par ceux-ci. Les uns préconisent
l'intervention chirurgicale dans quelque cas d'albuminurie, mais on peut dire que la plupart des
chirurgiens en France sont très partisans de l'intervention quand un seul rein est affecté, mais
ils conseillent au contraire de rester sur la réserve et conseillent l'abstention lorsqu'il s'agit
des albuminuries dues au mal de Bright.

CHAPITRE VIII

Hygiène générale.

Dans ce chapitre j'étudierai les soins hygiéniques que doivent prendre les albuminuriques en
relation avec le monde extérieur et concernant
les vêtements, l'hygiène de l'habitation, les modes
de chauffage, l'hygiène de la peau, les exercices
musculaires, les conditions atmosphériques dépendant de la température, du climat, de l'alti-
tude et enfin l'action des eaux minérales.

A. *Vêtements.* — Ce que l'albuminurique doit
éviter par-dessus tout, c'est le refroidissement
brusque. J'ai souvent constaté que des brightiques qui supportaient bien leur lésion et
menaient l'existence de tout le monde, pouvaient être pris d'accidents graves à la suite
d'un refroidissement. On ne doit pas confondre
le froid avec le refroidissement. L'action du

froid n'est pas nuisible en elle-même tant que le malade réagit bien par ses vaso-moteurs. Mais, pour peu que cette réaction ne se produise pas, l'impression du froid détermine une vaso-constriction des capillaires de la peau; il résulte de ce spasme un refoulement du sang vers les organes profonds, c'est-à-dire le premier stade de la congestion, caractérisé par l'hyperhémie. Si cette action est passagère, le phénomène reste à l'état physiologique, et sans conséquence fâcheuse; mais s'il est persistant, l'affluence d'une grande quantité de sang dans les viscères modifie la circulation et la nutrition locale, ce qui permet aux agents pathogènes actifs d'entrer en ligne. C'est ainsi que du refroidissement peuvent naître la pneumonie, la congestion pulmonaire, le rhumatisme par auto-infection, etc. Le refroidissement agit encore d'une autre manière : il détermine des réflexes vasculaires et trophiques, et l'action du système nerveux vient s'ajouter aux phénomènes congestifs. Mais chaque individu localise son refroidissement suivant ses prédispositions individuelles : c'est pourquoi si plusieurs personnes, en sortant d'une chambre bien chauffée, sont brusquement exposées à un courant d'air froid, l'une prendra un rhume de cerveau, l'autre une fluxion de poitrine, une troisième un rhumatisme, une quatrième une névralgie ; s'il se trouve un brightique parmi elles, celui-là aura une congestion rénale, et une poussée de néphrite aiguë. Tout organe en souffrance est une prédisposition à la maladie ; le froid, cause efficiente, est l'agent pathogène déterminant. — Donc les albuminuriques doivent prendre toutes les précautions possibles pour éviter le froid ; les recommandations concernant les vêtements ne sont donc pas négligeables.

Il faut que les vêtements soient chauds, sans être lourds. Il n'est pas rare qu'après ces recommandations médicales les malades tombent dans l'exagération. Sous prétexte de ne pas s'exposer aux refroidissements, ils accumulent sur eux plusieurs chemises, des gilets de laine, etc., cette manière d'agir peut précisément être la cause du refroidissement. Car trop souvent, dans les chambres bien chauffées, ils arrivent aisément à l'état de transpiration, et s'ils sortent par le froid, la sueur refroidie est une cause de refroidissement de la peau. On recommandera donc aux albuminuriques d'être bien couverts, mais pas trop, et de mettre des pardessus quand ils sortent au froid.

Chaque jour, avant de sortir, le brightique devra consulter un thermomètre exposé à l'extérieur, et il réglera ses vêtements suivant les indications thermométriques. Il arrive trop souvent que l'on se fie à la saison, et sous prétexte qu'on est au mois de juillet, on ne veut pas mettre ses habits d'hiver, même lorsque le thermomètre est à 13° ou 14° et que le vent du nord souffle avec intensité. C'est fréquemment dans ces conditions que les accidents surviennent.

Mais il ne faut pas seulement craindre le froid ; la chaleur est une des causes les plus fréquentes de refroidissement. Cela paraît paradoxal au premier abord ; cependant, en observant les faits cliniques de près, on reconnaît que les refroidissements se produisent plus souvent en été qu'en hiver ; le fait est bien démontré pour le rhumatisme ; cela se conçoit aisément si l'on songe que l'on se défend bien contre le froid en hiver, tandis qu'en été, par les fortes chaleurs, alors que l'air lourd incommode les mal portants plus que les autres, on recherche la fraîcheur, qui procure au premier moment une sensation agréable, mais dont l'effet dangereux peut se manifester chez les prédisposés.

Le choix des vêtements est donc un point essentiel dans l'hygiène des albuminuriques; les accidents les plus graves pouvant survenir à la moindre faute.

Le froid aux pieds est une cause très fréquente de refroidissement; on luttera donc contre elle en mettant des bas et des chaussures appropriées à la saison et au temps. On n'hésitera pas, par les temps de pluie, à recommander le port des caoutchoucs aux pieds, afin d'éviter le refroidissement qui survient forcément quand on patauge dans l'eau froide qui recouvre les trottoirs bitumés de nos villes.

B. *Hygième de l'habitation.* — La température moyenne de la chambre d'un albuminurique doit être de 17° centigrades. Il devra donc habiter de préférence des chambres exposées au midi et dans lesquelles le soleil pénètre pendant plusieurs heures de la journée.

La température de la chambre sera réglée par l'exposition au soleil, et on la relèvera en faisant du feu.

Le système de chauffage, si important dans l'hygiène générale, est encore plus important pour l'albuminurique. On sait qu'il est constamment guetté par « l'empoisonnement du sang »;

celui-ci est empoisonné par l'insuffisance de la
dépuration urinaire et la rétention des matières
excrémentitielles. Mais les poisons peuvent en
outre être apportés par l'air atmosphérique. Chez
le brightique, les globules du sang ne sont pas
normaux, ils sont altérés par les modifications
chimiques du sérum; de là les phénomènes
d'anémie que traduisent les altérations des
éléments du sang. Dans ces conditions les
échanges gazeux pulmonaires sont modifiés, et
pour peu que l'air atmosphérique renferme de
l'oxyde de carbone, — dont on connaît l'affinité
élective pour les globules sanguins, — la dystrophie globulaire se trouve rapidement portée au
degré qui réalise l'intoxication. C'est cette considération qui fait que l'on prescrit avec avantage
aux albuminuriques des inhalations d'oxygène.
Le brightique doit éviter l'intoxication qui peut
résulter du mode de chauffage et d'éclairage et de
l'action de l'air confiné. Il devra donc s'inquiéter
plus que tout autre de son procédé de chauffage
et de la ventilation.

Il n'existe pas de moyen de chauffage plus
funeste que les poêles mobiles à combustion
lente. Ils déterminent toutes les formes de l'intoxication, depuis les formes suraiguës, où l'on

trouve les individus tués chez eux en quelques heures, jusqu'aux formes lentes et chroniques où le poison est versé par petites quantités, mais continuellement. On sait que ces appareils qui fonctionnent à la grande satisfaction de leur possesseur, peuvent brusquement, par un simple changement dans l'état atmosphérique, ne plus tirer et, sans qu'aucune odeur n'en révèle la présence, projeter des quantités énormes d'oxyde de carbone dans les appartements. Que les personnes qui recourent à ce chauffage commode, deviennent malades ou meurent, c'est leur affaire, car elles sont aujourd'hui bien prévenues du danger de ces appareils ; mais ce qui est plus grave, c'est que, sans éprouver les fâcheux effets de leur poêle mobile, elles peuvent envoyer chez leur voisin les gaz toxiques émanés de leur appareil. Cela arrive quand il existe des fissures dans les cheminées adossées, ou lorsque deux tuyaux sont contigus au niveau du toit. Pour peu que le vent pousse les gaz vers le tuyau qui affleure, et qu'il n'y ait pas de feu dans la cheminée à laquelle il correspond, les gaz sont versés comme un liquide dans cette cheminée et se répandent dans l'habitation, sans qu'on puisse soupçonner cette cause d'empoisonnement, que rien ne peut faire reconnaître.

C'est là cependant une cause très fréquente d'aggravation de l'état des malades et ils souffrent beaucoup plus de cette intoxication quand ils restent chez eux pour se soigner, alors que leur entourage qui sort au grand air n'est pas incommodé.

Tout brightique qui veut éviter cette cause de complication doit s'inquiéter de son mode de chauffage, et faire une enquête sur celui de ses voisins. — Le meilleur mode de chauffage est celui que donne une cheminée où l'on fait brûler du bois. Le chauffage par l'eau chaude, ou par la vapeur est très commode mais il a le grand inconvénient de dessécher l'air; on doit y remédier en rendant à l'atmosphère des appartements son état hygrométrique normal par l'évaporation d'eau.

Les grands poêles en faïence, comme ceux que l'on rencontre dans les pays du Nord, remplissent toutes les indications. Mais il n'est pas d'usage, en France, de les utiliser.

Sous prétexte que les architectes ont décrété qu'il faisait rarement froid dans notre pays, nous nous trouvons enfermés dans ce dilemne : ou se refroidir chez soi, ou être intoxiqué. Nous avons indiqué le moyen d'échapper à ces inconvénients;

mais je ne me dissimule pas qu'il n'est pas toujours réalisable. Le calorifère, avec son air sec et l'oxyde de carbone qu'il projette toujours en quantité variable, est un détestable moyen de chauffage.

Lorsqu'un albuminurique a résolu le problème de ne pas respirer d'oxyde de carbone provenant de sa cheminée, il n'a pas encore écarté toutes les causes d'intoxication par l'air.

C'est qu'en effet, il fabrique lui-même de l'air confiné capable de l'empoisonner rapidement ; sans compter les produits nuisibles, émanation des objets, et des procédés d'éclairage — surtout du gaz — dont il doit éviter l'emploi.

C'est la ventilation qui remplit cette indication. Il faut qu'elle assure l'élimination des déchets de l'exhalation pulmonaire et cutanée ainsi que des modes de chauffage et d'éclairage.

Admission d'air neuf et expulsion de l'air vicié, telle est la donnée du problème.

La ration d'air varie suivant les conditions suivantes : marche des fourneaux, capacité du local, durée du séjour, importance de la surface d'aération naturelle, c'est-à-dire des fissures des fenêtres et des portes, température du local, disposition des orifices d'admission et d'extraction, température de l'air introduit.

Un facteur important à considérer est la pureté de l'air. Or, dans un grand nombre d'habitations, l'air qui sert à la ventilation est déjà un air confiné. Je conseille l'usage d'un ventilateur qui consiste dans l'application, au niveau du carreau supérieur des fenêtres, d'un carreau mobile qui, à l'aide d'une charnière fixée à la partie inférieure, peut être attiré en dedans. De chaque côté une plaque de verre ou de tôle fixée au châssis du carreau mobile oblitère les parties latérales. L'ouverture est réglée à l'aide d'un cordon de tirage. Lorsque le carreau est ouvert, l'air extérieur, en pénétrant, vient frapper le plafond. Ce système, d'une installation très simple, met à l'abri des courants d'air directs et assure une ventilation constante. On le réglera suivant la température extérieure et celle de la chambre.

Convient-il de faire fonctionner ce ventilateur la nuit? Je pense que chez les brightiques le renouvellement incessant de l'air ne peut avoir qu'une influence favorable. Mais comme ce procédé peut exposer aux refroidissements de la nuit, certaines précautions me paraissent indispensables.

Tout d'abord un écartement d'un ou deux

centimètres me paraît suffisant pour la nuit; on fermera par-dessus la fenêtre les grands rideaux. De la sorte l'air frais se répand dans l'espace compris entre la fenêtre et la face externe des rideaux. Il en résulte que l'air ne pénétre dans la chambre que par la périphérie des rideaux ; il se trouve donc bien tamisé. Mais, outre cela, le brightique sera chaudement couvert dans son lit. Par les temps froids il aura aux pieds un sac d'eau chaude en caoutchouc. Il portera des vêtements de nuit bien ajustés en laine ou en flanelle, et de plus il aura la tête couverte. En somme il faut qu'il soit au chaud, et que sa figure seule soit exposée à l'air. Dans ces conditions l'aération devient un mode d'hygiène thérapeutique adjuvant pour le traitement des albuminuriques.

C. *Hygiène de la peau*. — La suppléance théorique d'ailleurs entre le rein et la peau, donne à ce chapitre quelque importance. Ces deux organes ont des fonctions qui présentent une certaine analogie en ce sens que tous deux sont des voies d'élimination pour les déchets de l'organisme. Mais je considère cette manière de voir comme une vue de l'esprit et non pas comme une vérité physiologique.

La peau est avant tout l'organe qui nous met

en rapport avec le monde extérieur; c'est par elle que l'atmosphère nous impressionne; par ses papilles nombreuses on peut la considérer comme l'épanouissement périphérique du système nerveux; elle est le point de départ des sensations et des réflexes, mais elle réagit à son tour, et par ses glandes sudoripares elle est le plus grand régulateur thermique du corps. C'est donc là sa véritable fonction, et si la sécrétion des glandes sudoripares renferme des produits d'excrétion, cette action est accessoire et ne saurait être mise en balance avec la fonction dépuratrice du rein. Aussi, lorsqu'en cas d'insuffisance urinaire on s'efforce de provoquer une sudation abondante, sous le prétexte que la sueur va suppléer le rein, c'est, une déduction illusoire que la physiologie et la clinique réprouvent.

Cependant la peau joue un rôle important chez l'albuminurique, autre que celui que je viens d'indiquer. Elle est souvent le siège d'une sensibilité exagérée, et cette hyperesthésie se manifeste par des démangeaisons parfois assez marquées, par une sensibilité très vive au froid, et par une grande impressionnabilité se traduisant par des réflexes qui aboutissent souvent au poumon pour y déterminer de la congestion pulmonaire, de l'œdème du poumon, des pleurésies qu'on qualifiait d'hydrothorax. L'aboutissant le plus fréquent de ces réflexes, est le rein, et la congestion rénale en est l'expression clinique la plus objective. D'autre part, le régulateur thermique fonctionne mal. L'albuminurique a généralement le teint pâle, et cette coloration semble due vraisemblablement à l'état spasmodique permanent des capillaires de la peau ; de là également la sécheresse de la surface cutanée.

La peau est un des organes sur lesquels le brightisme marque de bonne heure son empreinte, et ses troubles peuvent être l'origine de complications graves. Elle doit donc être l'objet d'une hygiène attentive.

Mais il est deux faits de physiologie pathologique que le clinicien doit avoir présents à l'esprit. C'est que : 1° les frictions sur la peau, surtout les frictions sèches, peuvent faire apparaître l'albuminurie chez des individus non albuminuriques normalement et augmenter la quantité d'albumine chez les brightiques ; 2° le séjour dans les bains chauds prolongés peut être également une cause d'albuminurie transitoire. Il résulte de ces faits une certaine difficulté pour savoir quels sont les soins d'hygiène cutanée que l'on doit prescrire, car les frictions et l'emploi de l'eau sont les principaux moyens d'influencer la surface cutanée.

Je conseille donc, à l'encontre de quelques cliniciens, de ne pas faire aux malades de frictions sèches, au gant de crin. Je préfère les frictions légères au gant de flanelle imbibé d'un peu d'eau de Cologne ou d'eau-de-vie de lavande.

La balnéothérapie présente plusieurs cas à considérer et exige un grand tact clinique, car elle peut constituer non seulement un traitement hygiénique, mais encore une véritable méthode thérapeutique.

La difficulté est la suivante : en plongeant un albuminurique dans l'eau, on influence toute sa surface vaso-motrice cutanée; il en résulte, momentanément au moins, une action spasmodique périphérique généralisée, une augmentation passagère de la pression vasculaire des organes profonds et en particulier du rein, produisant ainsi une action qui peut être favorable en déterminant la diurèse. Nous verrons, en étudiant les néphrites aiguës, que c'est là un moyen thérapeutique de premier ordre dans l'albuminurie des affections aiguës. Mais quand il s'agit d'un rein dont le champ d'élimination est déjà rétréci par la sclérose et par les dégénérescences épithéliales, cette hyperémie passagère produite par la balnéation peut ne pas être suivie de la réaction rapide normale, et dès lors cette hyperémie devient le premier stade de la congestion rénale. Aussi n'est-il pas rare d'observer des phénomènes d'urémie apparaissant après un bain, sans compter que les refroidissements sont plus faciles, lorsque la peau a subi le contact de l'eau.

Faut-il donc défendre les bains aux albuminuriques? Je ne le pense pas, mais je considère comme prudent de faire précéder la balnéothérapie par un traitement hydrothérapique à l'aide de l'eau chaude sans pression, afin d'éviter l'action trop excitante de la percussion.

Les vaso-moteurs des albuminuriques réagissent mal, il faut donc faire leur éducation, et cette gymnastique vasculaire s'obtient par des pratiques hydrothérapiques méthodiques bien étudiées par M. Beni-Barde. Les douches ne seront données que par un médecin, et non pas livrées aux inspirations d'un doucheur. C'est qu'en effet on doit faire varier la température de l'eau, la pression, la durée de la douche, suivant le mode de réaction du malade, suivant l'état de l'atmosphère, suivant l'état momentané

de son organisme. Il s'agit donc d'une hydrothérapie prudemment dirigée. Si l'albumine augmente à la suite de ce traitement, il faut inter-
rompre, quelquefois même abandonner cette
médication.

En général, la technique qui convient à la plupart des malades consiste à prendre des douches
avec la pomme d'arrosoir à une température constante pendant toute la durée de la douche de 37°.

Puis le médecin doucheur tâtonnera pour savoir
s'il doit élever la température, ou l'abaisser.

Ce qu'il doit chercher à obtenir, c'est la réaction ; or elle peut s'obtenir aussi bien par le chaud
que par le froid. En élevant progressivement la
température, il se produit une vaso-dilatation des
capillaires cutanés, et l'afflux sanguin périphérique dégage les organes profonds ; le même
résultat peut être obtenu par une température
plus froide, mais alors la réaction entre en jeu.

En principe, les albuminuriques brightiques
ne doivent pas prendre de douches froides ; des
douches dont la température est progressivement
refroidie sont souvent suivies d'un effet salutaire ;
la température ne devra jamais s'abaisser au-dessous de 25°. La douche écossaise est la forme qui
convient souvent le mieux ; elle se terminera par

l'aspersion des membres inférieurs, avec l'eau fraîche ; on devra toujours éviter de doucher la région lombaire.

Lorsque ce traitement a été bien dirigé, on peut obtenir une amélioration considérable dans les fonctions cutanées ; le malade devient moins sensible au froid et il réagit bien aux différences de température, ce qui le met mieux à l'abri des refroidissements.

Quant aux bains, les albuminuriques peuvent en prendre, mais en s'entourant, surtout l'hiver, de grandes précautions. Le mieux sera de les prendre chez soi, d'une durée de dix à quinze minutes, et à une température de 36°. Le thermomètre de la chambre marquera 20°. Il est prudent aussitôt en sortant de l'eau de s'envelopper de peignoirs bien chauds et de se mettre dans un lit chauffé jusqu'à ce que la peau ait repris sa température normale. Quant aux bains d'eau minérale, ils seront étudiés dans un chapitre suivant.

L'emploi des étuves sèches me paraît nuisible chez les brightiques. Sans doute est-il utile de produire la sudation, car c'est un procédé d'excrétion qui régularise les fonctions cutanées ; mais pour peu que la sudation soit abondante, elle diminue la diurèse, effet qui peut être dangereux. D'autre part, la respiration dans un air surchauffé accélère les mouvements respiratoires et les battements du cœur, ce qui détermine des modifications dans la pression artérielle, et les syncopes et même l'hémorragie cérébrale peuvent survenir.

Quant aux bains de mer, ils sont rigoureusement interdits.

D. *Des exercices musculaires.* — Ce sujet est en général fort écourté dans les ouvrages des auteurs qui se sont occupés du traitement des albuminuriques, c'est à peine si on lui consacre quelques lignes. Il me semble que cette question mérite d'être étudiée avec un peu plus de développement, car elle constitue un des points importants de l'hygiène des brightiques. C'est qu'en effet les cliniciens oscillent entre deux prescriptions extrêmes : les uns, dans le but d'éviter toute fatigue, recommandent un repos aussi complet que possible ; les autres, au contraire, partisans de l'exercice qui stimule la nutrition, le prescrivent, en ajoutant de le pratiquer avec modération.

L'influence de l'exercice musculaire est complexe ; elle varie suivant l'âge, le tempérament, les habitudes, la période de la maladie, la température, la nature de l'exercice, etc., etc. Ce sont ces divers facteurs qu'il convient d'envisager.

Les exercices musculaires intéressent l'albuminurique à plusieurs points de vue ; ils agissent directement et puissamment sur deux organes importants tous deux lésés chez le brightique : le rein et le cœur.

L'exercice musculaire agit sur le rein de plusieurs manières ; d'abord, en activant la circulation, il augmente le fonctionnement de l'appareil rénal. Mais c'est surtout par les éléments de la dépuration urinaire qu'il influence le rein. C'est qu'en effet tout travail musculaire active les échanges organiques et augmente la proportion des déchets de la nutrition, qui deviennent de véritables poisons pour l'organisme ; les leucomaïnes provenant de la destruction de la matière azotée sous l'influence du mouvement, sont projetées subitement dans la circulation, et si le rein n'est pas à la hauteur de sa mission dépuratrice, l'insuffisance urinaire entre en scène, et l'urémie s'installe avec plus ou moins de brusquerie, suivant que l'auto-intoxication est lente ou rapide.

L'urémie n'est pas seulement déterminée par les produits du travail musculaire. Pendant l'exercice toutes les fonctions de l'organisme se trouvent suractivées, l'appétit est augmenté; et l'exercice qui est si salutaire chez l'homme bien portant parce qu'il porte à son maximum l'intensité des mutations nutritives, devient la source d'accidents graves : le brightique mange plus abondamment et l'auto-intoxication d'origine alimentaire vient se joindre à celle qui a le travail musculaire pour générateur.

J'ai souvent constaté que des albuminuriques bien portants étaient tombés subitement gravement malades à la suite d'un exercice un peu plus prolongé ou plus intense que ceux qu'ils avaient coutume de faire. En somme, le brightique côtoie en permanence la frontière du surmenage, le surmenage étant le résultat de facteurs individuels et proportionnels au degré de résistance de chacun.

L'homme résistant à la fatigue est celui qui peut non seulement produire un fort travail dans un temps donné, mais encore qui élimine avec rapidité tous les déchets résultant de son travail. Quand l'élimination se ralentit, les poisons lents à s'éliminer produisent la fatigue, dont la plus haute expression constitue le surmenage, c'est-à-dire l'intoxication. Or pour l'albuminurique c'est là un danger qui le menace constamment; en y veillant il peut l'éviter. Mais le remède et l'hygiène prophylactique ne résident pas dans le repos comme on serait tenté de le croire; c'est ce que nous montrerons plus loin.

L'albuminurique s'abstiendra donc de faire des exercices musculaires capables de le fatiguer.

Cependant la sensation de fatigue est souvent un guide infidèle. Dans maintes circonstances elle n'est ressentie que quand il est déjà trop tard. Une foule de conditions empêchent le malade d'éprouver la fatigue au moment où elle se produit. J'en ai observé de nombreux exemples. Un brightique grand amateur de chasse se promet de s'arrêter à la moindre fatigue. Entraîné par l'ardeur de la chasse, excité par l'air de la campagne, il chasse toute la journée. On admire sa vaillance : le lendemain il est pris d'une attaque d'urémie. — Tel autre est un bicycliste très exercé; il sait qu'il doit marcher à une allure modérée, il va lentement. Mais voilà que le temps s'assombrit; il veut rentrer chez lui avant l'orage qui le menace. Il pédale ferme et retrouve son agilité d'autrefois, il ne sent pas la fatigue; dans la nuit il est pris de délire. Je me souviens avoir traité à l'hôpital Tenon, alors que j'y étais interne chez M. le professeur Landouzy, un homme robuste de la campagne, albuminurique, qui était venu à Paris visiter l'exposition de 1889. Sans faire d'écart de régime il avait marché toute la journée, se sentant très bien. En retournant à la gare du chemin de fer le soir, il tombe dans la rue. On l'apporte à Tenon. Je le trouve dans le coma urémique. Je pourrais multiplier les exemples dans lesquels les albuminuriques bien portants ont été assaillis brusquement par l'urémie à la suite d'exercices musculaires, non pas exagérés en eux-mêmes, mais cependant trop prolongés pour eux. S'ils avaient été avertis par la fatigue, en gens prudents ils se seraient arrêtés à temps.

La quantité d'exercice musculaire que peut supporter un albuminurique dépend donc d'une évaluation que son médecin peut seul faire, en prenant pour guide, non pas la quantité d'albumine, mais le fonctionnement de la dépuration urinaire.

L'élimination des produits de désassimilation n'est pas le seul facteur important à considérer chez le brightique. Fréquemment un exercice musculaire un peu trop intense et ayant nécessité un certain effort fait apparaître une crise de dyspnée ou de l'œdème.

C'est que le brightique n'est pas seulement un rénal ; il est en même temps un cardiaque ; même lorsque l'affection évolue très lentement, quand elle met des années à parcourir ses différents stades, lorsqu'elle semble stationnaire et arrêtée dans son évolution, la myocardite se développe lentement, les parois du cœur s'épaississent par l'augmentation de volume des fibres musculaires, mais surtout par la surabondance du tissu conjonctif intercellulaire qui prolifie et dont les éléments s'organisent, en se fondant avec les cellules embryonnaires néoformées, pour constituer à la longue un tissu d'aspect homogène qui évolue silencieusement vers la sclérose et dont les éléments fibreux étranglent lentement les cellules nobles en entravant leur nutrition. Il en résulte tôt ou tard la dégénérescence ; dès lors, la cardiopathie brightique est constituée, et les exercices musculaires ont la plus grande influence sur celle-ci.

Modérés et conduits avec méthode, ils peuvent devenir un procédé de traitement pour les troubles cardiaques. Car les fibres musculaires, au lieu de se laisser étrangler, par la sclérose qui les enserre, peuvent se défendre par leur activité propre, et rien ne les aide plus puissamment à la lutte que l'exercice musculaire naturel, comme dans la méthode d'Œrtel.

Mais lorsque l'effort intervient, il retentit aussitôt sur le cœur et se traduit par un signe clinique, l'*essoufflement*. Or, tout travail musculaire qui nécessite un effort a pour effet d'emmagasiner dans les poumons une certaine quantité d'air qui est emprisonnée dans l'appareil respiratoire; pendant tout le temps que le malade prend son point d'appui, la circulation pulmonaire est entravée, et c'est le cœur qui, par un surcroît de fonctionnement, subit le premier effet de l'effort. Il se contracte avec intensité pour vaincre l'obstacle, il se fatigue et se laisse distendre. Dès lors la tare qui était latente devient apparente.

La dilatation cardiaque diminue la pression artérielle; les pressions du système vasculaire sont amoindries et le rein en subit le premier contre-coup. L'urémie et l'asystolie se trouvent désormais combinées.

Tandis que les exercices musculaires prolongés sont nuisibles par les auto-intoxications qu'ils déterminent, ceux qui nécessitent des efforts sont dangereux par leur retentissement cardiaque.

Quels sont les exercices que le brightique peut être autorisé à faire, lorsqu'il n'a pas d'œdème, et que toutes ses fonctions s'accomplissent normalement?

En première ligne vient la *marche*. C'est là un exercice non seulement permis, mais encore prescrit; on recommandera une promenade à pied le matin d'une heure, et une autre dans l'après-midi. Elle ne devra en général s'exécuter qu'en terrain plat; quant à l'allure, elle doit être modérée. Le brightique devra absolument s'abstenir de courir. Toutes les précautions indiquées au chapitre du vêtement seront bien observées ; quant à la température, au vent, et à l'état hygrométrique de l'air, ils seront l'objet de certaines indications. La marche est salutaire pour le rein, car elle détermine une sorte de déplétion des organes centraux, et de plus elle régularise les mouvements du cœur.

L'*équitation* ne sera autorisée que sous certaines conditions. Il faut avant tout que l'albuminurique soit bon cavalier et exercé à l'usage du cheval depuis son enfance pour ainsi dire, qu'il monte un cheval très doux et auquel il est habitué, qu'il trotte et galope fort peu, et à une allure très modérée, que la durée de la promenade n'excède pas une ou deux heures. Enfin cet exercice ne se fera jamais par le froid ou par la pluie.

J'ai remarqué que les brightiques supportaient relativement bien l'exercice du cheval, et j'ai observé plusieurs malades atteints de cardiopathies accentuées qui montaient à cheval, sans que cet exercice parût influencer fâcheusement leur cœur.

Il n'en est pas de même de la *bicyclette*. De tous les exercices c'est celui qui retentit le plus vite et avec le plus d'intensité sur le cœur. Mais cet inconvénient n'existe pas lorsqu'il s'agit d'un individu entraîné de longue date et qui manie avec facilité son instrument. Le vrai danger pour l'albuminurique réside dans la fatigue et dans la vitesse.

On sait quel est l'état d'âme particulier du cycliste qui, par une sorte d'ivresse spéciale, perd la notion du temps et de la distance et se laisse facilement entraîner dans des courses folles. De même lorsqu'on est en compagnie de gens agiles, la vitesse s'accroît insensiblement et sans fatigue apparente. C'est pourquoi les cas de mort subite ne sont pas très rares. Sans doute ils surviennent chez des individus prédisposés. Mais le brightique albuminurique présente la prédisposition morbide à sa plus haute puissance. Il est menacé dans son rein, dans son cœur, dans son poumon, souvent dans son cerveau quand il a de la néphrite interstitielle. Il sera donc prémuni contre les entraînements du cyclisme, et s'il en use, ce sera avec une sage lenteur, toujours en terrain plat.

L'*escrime*, l'*aviron* sont contre-indiqués. J'ai envisagé jusqu'ici les exercices musculaires au point de vue de l'hygiène générale en m'efforçant de prémunir surtout contre leur excès qui peut être très défavorable, mais la question doit être abordée également sous une autre face, car il est des circonstances dans lesquelles les exercices constituent une méthode de traitement.

Le *massage* remplit quelques indications. Lorsque, pour certaines raisons, l'albuminurique est obligé de rester à la chambre, il est utile de ne pas laisser son appareil locomoteur dans l'inaction, et le massage méthodique des muscles empêche ceux-ci de s'atrophier; mais c'est surtout lorsque l'œdème apparaît que le massage peut être un adjuvant utile. Il est tout un chapitre de la gymnastique suédoise consacré aux méthodes de résorption de l'œdème par certains procédés de massage, et qu'on trouvera développés dans les traités spéciaux. Le massage de l'abdomen et du foie est un des moyens que l'on peut employer avec efficacité pour aider à la diminution des congestions passives.

La *gymnastique suédoise* rend également de signalés services dans les formes graves du brightisme avec œdème ; on aura recours d'abord aux *mouvements passifs* des membres, qui sous l'influence de ces manœuvres se décongestionnent rapidement. Puis, quand l'amélioration s'accentue, on peut faire des mouvements actifs, dont l'action sur le cœur est souvent très salutaire.

La *méthode d'OErtel* rend surtout des services quand la cardiopathie entre en scène. Ce système consiste dans une série de marches en montant, où le travail est progressivement augmenté, par l'inclinaison progressive des chemins.

La *gymnastique pulmonaire* consiste en des exercices méthodiques, passifs et actifs. Ils ont pour but de mettre en jeu l'élasticité pulmonaire en accroissant le champ de l'inspiration pulmonaire. Grâce à cette méthode, le malade introduit une proportion plus ou moins forte d'oxygène, et nous étudierons plus loin le rôle de cet agent comburant dans les oxydations intra-organiques; d'autre part l'air résidual qui tend à devenir plus abondant se trouve réduit au minimum; enfin l'action mécanique sur les fibres de Reissessen et sur les éléments élastiques du poumon permettent de lutter contre toutes les causes de congestion passive et d'œdème, qui sont une des complications graves et redoutables de l'albuminurie.

E. *Climats*. — Dans l'albuminurie comme dans tous les troubles de la nutrition, le milieu extérieur a une influence très marquée. Il peut devenir l'agent provocateur de crises et d'aggravation des malades, mais il est également un agent thérapeutique de premier ordre.

Le choix d'un climat ne saurait donc être énoncé en une formule courte et banale. Sans doute quand on a dit qu'un climat doux et tempéré convient aux albuminuriques, a-t-on indiqué le séjour qui leur convient le mieux. Mais ce qui doit dicter le choix d'un climat, ce n'est pas seulement le fait qu'un malade est brightique; il faut prendre en considération son tempérament, et c'est de là que découle l'indication primordiale. On n'enverra pas indistinctement au même endroit des brightiques, nerveux et excitables, ou strumeux et apathiques, ou rhumatisants.

Mais même avant de conseiller un séjour, en se fondant sur des considérations médicales, on se heurte aux conditions sociales qui ne permettent pas toujours au malade de suivre les conseils de son médecin.

Tout d'abord beaucoup de gens ne peuvent se déplacer, retenus par des intérêts importants pour eux et leur famille. Que faire alors si le médecin juge que son malade est dans un milieu funeste qui le conduit rapidement au tombeau? Il doit s'enquérir de la situation du malade, et s'il juge que réellement son malade ne peut quitter le climat qui lui fait du mal, il n'a que la ressource de l'hygiène et de la thérapeutique pour retarder l'évolution de la maladie. On se heurte à l'implacabilité du sort et il n'y a qu'à s'incliner devant le destin. Mais il est de nombreuses circonstances dans lesquelles le malade peut parfaitement quitter son séjour habituel. C'est sans doute un gros sacrifice; l'intérêt de sa santé l'exige et mieux vaut vivre et gagner la vie des siens dans un autre pays que mourir dans celui où l'on a contracté son mal. Le médecin se heurte plus souvent à l'apathie des malades et à l'inintelligence de leur entourage qu'aux difficultés matérielles réelles.

Et qu'on ne s'imagine pas que ces conseils ne doivent s'adresser qu'aux gens riches et aisés ; ils sont souvent plus réalisables chez les travailleurs.

Pour les ouvriers ou les malades qui possèdent un métier manuel, ils peuvent se déplacer facilement et exercer leur métier ailleurs. J'en pourrais citer de nombreux exemples. Étant interne, j'ai donné des soins à une couturière malheureuse et fort malade. Je lui ai conseillé d'aller exercer son métier à la campagne et dans le Midi de la France. Je l'ai rencontrée plusieurs années après guérie et avec une mine florissante. Au lieu de vivre à Paris dans la misère, elle était devenue une couturière dans une situation aisée dans les environs de Pau.

Une dame veuve gagne péniblement son existence pour ses trois enfants, en donnant des leçons. Un de ses enfants tombe gravement malade. Je conseille de quitter Paris. Elle va habiter Oran pendant cinq ans. Son enfant est guéri et elle s'est créé une situation meilleure là-bas, la vie y étant plus facile.

Je cite ces exemples pour répondre à l'objection que ces déplacements ne sont possibles que pour les personnes ayant de la fortune. Il faut sans doute un grand courage pour quitter son foyer habituel, et le médecin ne devra évidemment pas prescrire un déplacement onéreux lorsque l'évolution de la maladie est telle qu'il la juge perdue. Mais un très grand nombre d'albuminuriques sont des malades bien portants, si l'on peut s'exprimer ainsi, et un climat bien choisi peut retarder la marche du mal, même déterminer une amélioration si durable qu'elle équivaut à une guérison.

Lorsqu'il se trouve en présence de malades de conditions sociales aisées, le médecin doit employer toute son influence pour démontrer l'utilité du déplacement. Mais je dois avouer que ce milieu est celui où l'on rencontre le plus de résistance. Les considérations de second ordre passent au premier rang. Quand les symptômes redoutables sont venus jeter l'épouvante dans la famille du malade, et souvent dans l'esprit de celui-ci, le médecin obtient tout. Mais il est trop tard pour que l'influence d'un changement de climat soit d'une grande efficacité; pendant toute la période où les symptômes dépistés par le médecin permettaient d'entrevoir l'urémie menaçante, l'idée d'un déplacement était rejetée comme une chose impossible.

Quand on a obtenu du malade qu'il se déplace,

le problème d'hygiène climatérique n'est pas résolu. Aller passer les mois d'août et septembre dans un joli endroit, bien salutaire, c'est là une concession que le malade accepte aisément. Je dois dire que pour un grand nombre d'albuminuriques, ce séjour est suffisant et qu'ils peuvent sans inconvénient, après ce repos, venir reprendre leur vie habituelle, mais il en est d'autres, surtout ceux atteints de néphrite interstitielle, pour lesquels un séjour prolongé pendant six ou huit mois est indispensable pour les améliorer, ou même pour les maintenir dans le *statu quo*.

Quels sont les séjours qu'on doit conseiller aux albuminuriques? L'idéal est un climat chaud sans grande variation de température, oscillant entre 20 et 28°, à l'abri des vents froids, dans un endroit sec. Nous indiquerons quelques pays qui se rapprochent de ces conditions. Mais un grand changement d'air, c'est-à-dire lié à un éloignement considérable, n'est pas toujours indispensable. C'est ainsi que pour des personnes qui habitent Paris, je recommande souvent un séjour à Versailles; j'y ai envoyé fréquemment des albuminuriques, même avec des symptômes graves, et j'ai constamment été frappé de la rapidité de l'amélioration de leur état. Il est souvent difficile de dire exactement pourquoi tel climat convient à telle catégorie de malades, mais l'expérience, plutôt que le raisonnement, m'a montré l'efficacité réelle du climat de Versailles pour les albuminuriques.

Le séjour à la campagne dans un endroit au milieu des bois, bien abrité et sec, est l'indication fondamentale. Malheureusement l'état habituel du ciel est un élément important, et l'on doit en général rechercher le soleil, dont les effets sont si bienfaisants. Il va sans dire qu'il n'est pas d'astre plus ironique; il n'est pas rare que des malades que j'envoie dans le Midi, par exemple, à cause du soleil, me reviennent en se plaignant du temps détestable qui les a poursuivis. Mais ce sont là des faits exceptionnels; il faut compter sur des moyennes, et dès lors on recommandera le séjour d'Hyères, de Cannes, de Grasse, de Monte-Carlo, de Beaulieu.

Il faut cependant se défier du séjour dans ce beau pays, qui m'a donné souvent bien des mécomptes. Tout d'abord il est une catégorie de malades, appartenant surtout à la catégorie des névropathes arthritiques, qui ne supportent pas bien le séjour près de la mer; ils

deviennent excitables, nerveux et dorment mal;
pour ceux-là le séjour dans cette partie du midi
de la France est contre-indiqué. Il en sera de
même pour quelques rhumatisants et pour ceux
qui ont une tendance aux bronchites albuminuriques. Tous les jours, au moment où le soleil se
couche, il se produit un refroidissement brusque
de la température, plus appréciable par les sensations qu'il fait éprouver, que par l'abaissement
réel du thermomètre. En tout cas ce moment est
dangereux et fertile en accidents. Les médecins
de ces régions ne manquent pas de recommander
aux malades de rentrer chez eux à cette heure
critique, ou de se bien couvrir. Mais trop souvent
la pureté du ciel et la douceur du temps font
oublier ces prescriptions, et des complications
redoutables en sont la conséquence. Enfin ce
beau pays a pour hôte trop fréquent le vent froid
et violent, surtout dans certains quartiers de
Nice mal abrités, et les affections pulmonaires
sont souvent les satellites du mistral. Je signalerai encore un grand inconvénient de ces pa-
rages, c'est l'établissement de jeu de Monte-
Carlo. Il n'est pas de mon domaine d'en parler
en moraliste, mais ce que j'ai constaté au point
de vue médical, c'est que plusieurs malades ont

contracté dans ce séjour des complications redoutables. La chaleur intense qui règne dans les salles, la tension d'esprit et l'excitation cérébrale déterminées par le jeu, sont des états funestes, sans compter que les pertes d'argent plongent parfois les joueurs dans un état de dépression tout à fait défavorable.

Le médecin sera donc souvent bien embarrassé : s'il recommande un séjour calme, où il y a peu de distractions, le malade dira que l'ennui le tue, et le plus souvent il refusera de s'y rendre ; s'il l'envoie dans un pays charmant et attirant comme celui-là, le malade se trouve exposé à tant de séductions et de risques que l'on peut se demander s'il ne convient pas de le laisser simplement chez lui.

Le séjour sur la côte algérienne présente des inconvénients comparables à ceux de la Provence.

Il n'en est pas de même de Biskra que je recommande à certains malades.

D'autre part, les climats qui conviennent aux albuminuriques présentent certains inconvénients résultant de la promiscuité avec les tuberculeux, car ce sont les mêmes climats qui conviennent à ces deux ordres d'affections. L'hygiène prophylactique n'est pas encore suffisamment entrée dans les mœurs administratives. J'ai à plusieurs reprises constaté dans le cours de mes voyages que, dans les hôtels, on donnait au voyageur qui arrive la chambre qui venait d'être quittée par un poitrinaire, sans la moindre mesure de désinfection. Envoyer un albuminurique au loin pour qu'il revienne tuberculeux, c'est là un danger possible que le médecin doit avoir présent à l'esprit.

Je ne puis m'étendre sur ces considérations géographiques. J'ai cité quelques exemples d'endroits qui conviennent aux albuminuriques; toutes les régions qui se trouvent dans des conditions climatologiques analogues leur seront donc favorables.

Je terminerai ce chapitre en attirant l'attention sur les inconvénients des *voyages en chemin de fer* chez les brightiques. La trépidation prolongée d'un grand voyage est certainement nuisible à ceux qui sont en imminence d'insuffisance urinaire. Parmi les exemples récents où cette influence m'a paru nettement néfaste, je signalerai le cas d'un de mes malades brightiques, très gravement atteint qui, se trouvant à Nice, voulut absolument revenir à Paris, malgré l'opposition du médecin. Il mourut en chemin de fer entre Dijon et Mâcon. Dans un autre cas, un malade atteint de néphrite interstitielle encore peu accentuée, fait un voyage à Bruxelles malgré nos conseils; au retour il tombe dans le coma et succombe quelques jours après.

Les mêmes dangers existent pour les excursions en *automobiles*. Dans les voitures fermées et bien abritées, les inconvénients de la trépidation sont plus accentués qu'en chemin de fer, quant à l'usage des voitures découvertes, il doit être formellement défendu. J'ai plusieurs fois constaté que des attaques d'urémie avaient été déterminées par des promenades en auto découverte. Le vent produisant un spasme des capillaires cutanés, et consécutivement de la congestion des reins.

F. *Cures thermales.* — Les cures thermales doivent être prescrites avec beaucoup de précaution et après un examen approfondi de chaque cas d'albuminurie.

Si parfois les cures améliorent l'état général des malades et peuvent contribuer à leur guérison, il n'est malheureusement pas rare qu'un traitement hydrominéral mal appliqué aggrave la maladie.

Parmi les stations qui agissent le plus favorablement chez les albuminuriques, il faut citer tout d'abord *Saint-Nectaire*, qui guérit souvent définitivement certaines formes d'albuminurie, ainsi que je l'ai maintes fois constaté.

Evian et *Thonon* donnent parfois de bons résultats quand il s'agit de troubles fonctionnels ou de lésions peu accentuées et superficielles.

Dans les cas d'albuminurie d'origine digestive, hépatique, goutteuse ou diabétique. Ray. Durand-Fardel a montré les effets utiles d'un traitement à *Vichy*.

Quand les troubles gastro-intestinaux sont en cause, *Châtel-Guyon* peut être très salutaire.

Lorsqu'on est en présence de troubles circulatoires, *Royat* et *Bourbon-Lancy* sont indiqués.

Gandy recommande aux albuminuriques nerveux *Neris*, *Bagnères-de-Bigorre*, *Schlangenbad*. Les stations comme *Vittel*, *Contrexéville*, *Capvern* font disparaître l'excès d'acide urique qui peut contribuer à léser le rein.

Les albuminuriques obèses se trouveront bien d'une cure modérée, à *Carlsbad*, *Marienbad* ou *Brides*. On enverra ceux qui ont besoin d'être tonifiés à *Salies*, *Biarritz*, *Rheinfelden*, *Creuznach*.

Les eaux ferrugineuses sont rarement indiqués sauf chez les anémiques et les chlorotiques;

quant aux eaux sulfureuses elles sont le plus souvent nuisibles.

Les cures thermales sont un des points les plus délicats du traitement des albuminuriques. Avant de les prescrire, il faut bien connaître l'action physiologique des eaux qu'on recommande et surtout être renseigné sur l'état individuel du malade et sur ses réactions personnelles. En cas de doute, il vaut mieux s'en abstenir.

G. *Hygiène cérébrale et morale.* — C'est là une question sur laquelle je ne m'étendrai pas, car elle prêterait à des considérations longues et qui ne s'appliquent pas spécialement aux albuminuriques. Je me bornerai à l'effleurer.

Il est bien entendu qu'on ne doit pas se surmener. Le surmenage c'est la fatigue ayant déterminé des troubles pathologiques. La fatigue résulte de deux phénomènes physiologiques : d'abord d'un épuisement nerveux momentané résultant du fonctionnement trop prolongé d'un organe, et puis d'une action chimique qui accompagne tout travail et qui se traduit par une désassimilation intense, et par l'accumulation des déchets de la vie cellulaire.

Par conséquent la quantité de travail capable de produire le surmenage est essentiellement individuelle. Elle dépend de la résistance. La résistance relève de deux facteurs principaux : l'état préalable du système nerveux, et la rapidité plus ou moins grande avec laquelle les produits de la désassimilation sont éliminés par l'organisme.

La fatigue résulte donc de l'imprégnation de l'organisme par les substances toxiques élaborées par les organes en travail. Le surmenage c'est l'intoxication réalisée.

Ces prémisses sur le mécanisme du surmenage me paraissent utiles afin de démontrer pourquoi l'albuminurique doit surveiller avec le plus grand soin son hygiène cérébrale. Ce qui constitue le danger, ce n'est pas la perte d'albumine qui est une cause de faiblesse aisément réparable, c'est la lésion du filtre rénal, c'est l'obstacle à l'élimination des produits toxiques de la nutrition, c'est l'auto-intoxication toujours menaçante. Aussi le but de l'hygiène consiste-t-il à conserver le plus longtemps possible la perméabilité du filtre rénal en écartant toutes les causes qui peuvent le léser, et à réduire la quantité de toxines produites par l'alimentation, par le travail musculaire, par les efforts cérébraux et par l'état psychologique du malade.

Il résulte de ces faits que l'albuminurique brightique ne possède qu'une faible capacité éliminatrice. Il suffira de peu d'efforts pour déterminer
la fatigue, et le surmenage peut apparaître à la
suite d'un travail qui pour une autre personne
ne serait qu'un jeu.

Or le système nerveux et le cerveau surtout
sont rapidement et fréquemment atteints dans
l'albuminurie. Le cerveau est un organe sur
lequel le brightisme frappe avec prédilection. Il
faut donc l'entourer de soins constants afin qu'il
ne succombe pas. Souvent, dès le début de la
maladie, la céphalalgie apparaît, tantôt affectant
les allures d'une névralgie faciale ou frontale, tantôt s'appesantissant sur la tête du malade en lui
donnant la sensation d'un casque douloureux. Il
n'est pas rare que les douleurs deviennent vio-
lentes à certains moments, quelquefois la nuit
elles prennent le caractère de la céphalée syphilitique.

Puis les troubles oculaires, la rétinite albuminurique, les troubles de l'ouïe montrent avec
quelle facilité le système nerveux se laisse
atteindre. Mais des accidents plus dramatiques
sont à craindre surtout chez les gens nerveux :
ce sont les troubles intellectuels et le délire,

tantôt doux et monotone, tantôt violent avec hallucinations. L'aphasie transitoire n'est pas rare; enfin le coma précoce n'est pas exceptionnel. On peut dire que le plus grand nombre des albuminuriques meurent par leur cerveau intoxiqué et par les troubles bulbaires qui en résultent.

On ne saurait donc se désintéresser des fonctions du cerveau chez les albuminuriques et l'hygiène cérébrale et morale doit être l'objet de la préoccupation constante du médecin.

En présence d'un albuminurique brightique le clinicien devra donc s'enquérir de ses occupations; s'il reconnaît que le malade est exposé au surmenage, il devra l'avertir du danger.

Le plus grand nombre des albuminuriques peuvent sans doute travailler. Mais dès que certains petits signes d'insuffisance urinaire apparaissent, le repos absolu doit être rigoureusement prescrit; on permettra au malade de reprendre ses occupations lorsque le danger aura été écarté.

Sans doute on se heurte trop souvent à des impossibilités sociales et je reconnais que le rôle du médecin est fort délicat. Il est parfois malaisé de démontrer au malade qu'en se plaçant exclusivement au point de vue de ses intérêts pécuniaires, il vaut mieux pour lui et les siens se reposer et laisser ses affaires en souffrance pendant quelque temps, que de s'exposer à mourir, ou à perdre ses facultés intellectuelles. La difficulté provient surtout de ce que l'albuminurie brightique n'est pas une affection douloureuse, et la douleur, ce symptôme souvent si salutaire qui avertit du danger, faisant défaut, le malade court au coma sans s'en apercevoir, les conseils du médecin étant trop souvent éludés.

On devra donc conseiller au brightique le minimum de travail intellectuel ; il faut l'engager à faire tous les sacrifices possibles pour restreindre son travail. On l'empêchera autant que possible de s'engager dans des affaires hasardeuses, comportant des sources de préoccupations graves, et capables d'engendrer de grandes déceptions. Sans doute ce précepte s'applique à tout le monde, mais tandis que la plupart après une courte dépression réagissent et peuvent lutter à nouveau, le choc moral pour l'albuminurique peut être le signal de sa déchéance définitive.

Il est banal de recommander aux albuminuriques d'éviter les émotions. Mais si, dans l'existence, le destin vous les fait subir sans qu'on puisse les éluder, il est un certain nombre d'émotions qu'on peut écarter par la volonté, en se soustrayant aux conditions qui les engendrent.

C'est ainsi qu'on défendra le mariage aux albuminuriques brightiques. Je donne des soins à deux malades albuminuriques qui sont brightiques depuis plus de vingt ans : le premier, un homme, a découvert son albuminurie peu de jours après son mariage, en voulant se faire assurer à une compagnie d'assurance sur la vie ; le second est une dame dont l'albuminurie s'est révélée après un examen pour des signes de grossesse au début. Tous deux ont eu des enfants qui sont bien portants. Ces exemples prouvent qu'il ne faut pas être tout à fait catégorique dans la défense du mariage. Mais le médecin qui autorise le mariage prend une lourde responsabilité, car le mariage avec ses préoccupations et ses soucis éventuels peut devenir la cause de poussées dans le cours d'une néphrite arrêtée ; enfin, suivant Rayer et Charcot, les néphrites peuvent être héréditaires.

A la question du mariage se rattache celle des rapports sexuels. Sans m'étendre sur ce sujet, sur lequel les malades vous consultent souvent et éludent en général vos conseils, par des raisonnements personnels, ou par suite d'attractions qu'ils ne peuvent maîtriser, je dirai simplement que j'ai observé maintes fois des accidents redoutables suivre ces exercices. Dans trois observations personnelles il y a eu mort subite.

L'hygiène au point de vue des relations sociales sera réduite au strict nécessaire. Les dîners en ville ne seront autorisés qu'autant que les malades ne s'écarteront pas du régime prescrit, ce qui n'est pas facile en général; car il est malaisé de ne pas succomber à la tentation d'un mets exquis alors que les voisins vous persuadent qu'une fois n'est pas coutume.

Le théâtre ne sera permis qu'autant que le malade s'entourera de toutes les précautions possibles pour éviter les refroidissements. On recommandera d'aller au spectacle de préférence pendant l'été. En somme les albuminuriques peuvent participer aux exigences de la vie et aux manifestations de la vie sociale, mais avec modération et une grande prudence.

Toutefois il ne faut pas être trop sévère dans ces prescriptions. car il convient d'éviter deux écueils importants : c'est d'une part, que le malade se déprime et verse dans la neurasthénie et l'hypocondrie, et, d'autre part, que, réagissant à l'excès, et sous prétexte que ses jours sont comptés, il ne veuille mener une existence « courte et bonne », ce qui peut le conduire aux pires catastrophes.

TROISIÈME PARTIE

HYGIÈNE ET THÉRAPEUTIQUE SPÉCIALE DE L'ALBUMINURIE DANS LES MALADIES

Je me suis efforcé de montrer dans la première partie de cet ouvrage que l'albuminurie n'est pas une maladie, mais un symptôme. Ce symptôme peut n'avoir aucune signification morbide apparente. Cependant, comme Lécorché et Talamon, je considère cette forme d'albuminurie comme dépendant d'une altération rénale qui, pour être passagère, n'en est pas moins réelle. Ces cas ne semblent justiciables d'aucun traitement. Toutefois ils sont suspects. L'intérêt de l'albuminurique dit physiologique et le devoir du médecin consistent dans une simple surveillance, c'est-à-dire dans une analyse d'urine tous les six mois. D'autre part chaque fois que dans le cours de son existence ce sujet sera pris d'une indisposition ou d'une maladie quelconque, le fait qu'il est albuminurique impliquera une direction particulière dans le traitement.

CHAPITRE I

Maladies générales.

A. *Maladies infectieuses*. — SCARLATINE. — La *scarlatine* occupe le premier rang par son importance et sa fréquence. Un très grand nombre d'albuminuries n'ont pas d'autre origine qu'une scarlatine. Très souvent la scarlatine a été fruste et a passé inaperçue, ce sont les cas les plus redoutables. L'albuminurie ignorée n'est pas traitée, et l'on est tout surpris, surtout chez les enfants et les adolescents, de constater l'apparition brusque d'œdème, ou de délire, ou de dyspnée.

L'agent infectieux de la scarlatine localise son action sur le rein, comme sur la peau et sur la gorge. L'albuminurie est donc un symptôme de la scarlatine; par son abondance et sa persistance elle peut devenir une complication.

Le traitement consiste, en outre du régime lacté, dans l'application de ventouses sèches ou de cataplasmes sinapisés dans la région lombaire, pendant la période aiguë.

Le rein et la peau dans la scarlatine paraissent solidairement unis, et en effet une légère impression de froid sur la peau suffit pour déterminer une répercussion sur le rein. De là l'obligation de maintenir à la chambre pendant 50 jours les malades atteints même d'une scarlatine légère ou fruste.

L'agent infectieux de la scarlatine appelle des localisations morbides nombreuses sur le pharynx; les microbes les plus divers s'y donnent rendez-vous, s'associent et y exaltent leur virulence, tels sont les streptocoques, les bacilles de Lœffler, ainsi que nombre d'habitants normaux de la cavité buccale. Il convient donc de pratiquer de l'antisepsie locale, à l'aide de solution d'acide borique, d'acide phénique à 1 p. 1 000 ou d'acide salicylique; dans le même ordre d'idées on pratiquera la désinfection des fosses nasales avec de l'huile mentholée.

Dans les cas graves, certains auteurs recommandent la saignée. J'ai obtenu de bons résultats à l'aide des bains froids sinapisés qui excitent la peau, calment les phénomènes nerveux, abaissent la température dans l'hyperthermie et provoquent la diurèse.

ROUGEOLE. — La rougeole est une affection bénigne ; ses complications résultent d'infections secondaires, ou d'un mauvais état général antérieur à la rougeole. L'hygiène occupe le premier rang dans le traitement ; elle consiste dans l'antisepsie de la gorge, du pharynx, de la bouche ; les formes graves seront traitées par la balnéothérapie.

DIPHTÉRIE. — Aujourd'hui le traitement de la diphtérie se résume dans l'emploi du sérum de Roux. Quelques observateurs accusent ce sérum antidiphtérique d'avoir provoqué l'albuminurie. Cette question est encore trop récente pour être complètement élucidée. Mais ce que la clinique enseigne, c'est que les toxines des bacilles de Lœffler, et surtout celle des streptocoques qui lui sont si souvent associés, déterminent des albuminuries relevant de néphrites infectieuses toxiques. D'après Sevestre et Martin, des cas d'albuminuries diphtériques paraissent avoir été guéris par l'injection du sérum antidiphtérique.

FIÈVRE TYPHOÏDE. — L'albuminurie est un symptôme constant dans la fièvre typhoïde. C'est qu'en effet le rein joue un rôle important dans le pronostic de cette maladie. Bien que le siège de cette maladie paraisse être dans l'intestin, la gravité du mal dépend du rein, du foie, du cœur. La fièvre typhoïde est le type des maladies infectieuses; l'organisme est intoxiqué par les poisons microbiens, par les poisons cellulaires résultant non seulement de l'hyperthermie, mais encore des réactions de l'organisme qui se défend. Le salut dépend du cœur qui actionne dynamiquement les liquides de l'organisme, du foie qui retient, transforme, et détruit une partie des poisons, et du rein qui les élimine. Le rein n'est pas seulement irrité par le passage des produits toxiques, les agents microbiens s'y arrêtent volontiers et y déterminent des lésions. L'albuminurie passagère et peu abondante indique une faible atteinte, l'albuminurie persistante et plus abondante assombrit le pronostic immédiat, elle est souvent l'origine d'une néphrite qui va évoluer après la guérison du typhique pour en faire un brightique.

Pour éviter ces accidents qu'on doit prévoir, le traitement consiste avant tout dans l'application de la méthode de Brand. Lorsque cette méthode n'est pas applicable, on aura recours au drap mouillé, employé systématiquement nuit et jour.

Un des points les plus importants visant cette indication est l'abondance des boissons. Il faut que la personne qui garde le malade fasse boire régulièrement toutes les deux heures du lait coupé de décoctions de céréales et un peu sucré. Dans une observation que j'ai relatée à ce sujet, une jeune fille traitée uniquement par cette boisson, le traitement hydrique n'ayant pas pu être employé, n'a pas présenté l'état de dénutrition habituel dans le cours de cette maladie ; résultat remarquable, elle avait engraissé pendant sa maladie. Je ne saurais donc trop insister sur cette décoction qu'on doit toujours préparer fraîchement chez soi.

Si la diurèse diminue, il convient de la stimuler par la digitale, ou par les diurétiques ; enfin l'anti-sepsie intestinale restreint l'élaboration toxique gastro-intestinale, et concourt à rendre l'albumi-nurie typhique moins grave.

PNEUMONIE. — La pneumonie telle qu'elle est décrite par Grisolle devient de nos jours de plus en plus rare. C'est qu'en effet ces pneumonies congestives, où le malade a la face congestionnée et vultueuse, sont l'apanage de ce que l'on appelait autrefois le tempérament sanguin. Aujourd'hui beaucoup de pneumonies ont une allure moins franche ; les signes d'auscultation et de percussion

sont moins nets et apparaissent plus tardivement ;
le teint est plombé, le malade tombe rapidement
dans l'adynamie. C'est la forme infectante ou
infectieuse de la pneumonie. La forme congestive
guérit le plus souvent et l'albuminurie y est
légère ; dans la seconde forme, l'albuminurie est
un facteur de gravité. Le pneumocoque frappe le
rein avec intensité et ses toxines, le plus souvent
associées à celles d'autres agents pathogènes,
déterminent l'intoxication qui tue le malade par
asphyxie et non par suffocation.

Tandis que la forme congestive doit être traitée
par la saignée, la forme infectieuse doit être combattue par les moyens usités dans la fièvre typhoïde.

RHUMATISME ARTICULAIRE AIGU. — Si quelques
cliniciens doutaient encore que cette maladie ne
soit d'origine infectieuse, l'albuminurie que l'on
constate toujours en serait une preuve décisive.
Il est même permis de se demander si certaines
formes de rhumatisme cérébral ne sont pas provoquées par l'intensité de la lésion rénale chez des
malades prédisposés. Le rhumatisme cérébral ne
présente-t-il pas quelquefois le tableau de l'urémie
suraiguë ? Le traitement par les bains froids est
classique depuis Maurice Raynaud ; le salicylate

de soude doit être employé malgré les critiques qu'on lui a adressées ; on l'a accusé de provoquer des accidents cérébraux et d'entraver les fonctions du rein.

Grippe. — Dans l'épidémie de 1889-90, un grand nombre de malades atteints de grippe ont succombé par l'albuminurie. Les uns sont devenus albuminuriques pendant la phase aiguë de leur maladie, et cette localisation rénale de la grippe a beaucoup aggravé leur état ; beaucoup de ceux qui n'ont pas succombé sont restés albuminuriques et sont devenus des brightiques définitifs. Mais en examinant de près les cas dans lesquels l'albuminurie a joué ce rôle sombre, on constate que la plupart des malades étaient préalablement tarés.

Les uns étaient veillis par les progrès de l'âge, les autres l'étaient prématurément par un système vasculaire déjà altéré. La grippe a rempli un rôle d'agent provocateur ; on peut considérer que beaucoup de malades étaient atteints d'une albuminurie latente. En tout cas j'ai constaté qu'un grand nombre de grippés succombaient par leur cœur et surtout par leur rein.

Le traitement consiste surtout dans les médications capables de faire fonctionner le rein : le régime lacté, les diurétiques, les ventouses sèches sur la région lombaire, les injections d'éther, de caféine, dans les formes adynamiques les injections de sérums artificiels.

B. *Maladies infectieuses chroniques.* — Tuberculose. — L'albuminurie peut accompagner toutes les manifestations de la tuberculose. Durand Fardel a démontré la présence des bacilles de Koch dans les capillaires du rein, dans les formes aiguës ; cet organe peut donc être lésé directement par l'agent pathogène de la tuberculose.

L'albuminurie peut précéder les symptômes de la tuberculose. Lorsqu'elle est cyclique à type matinal, elle est considérée par M. le professeur Teissier comme une manifestation *prétuberculeuse* et elle acquiert dans ces conditions une valeur dans le diagnostic. M. Teissier recommande de ne pas proscrire du régime de ces malades la viande et le poisson. Dans ces cas le but à réaliser est avant tout de lutter contre la dénutrition, c'est à l'usage des matières grasses, dit-il, qu'il faut avoir recours : viandes grasses, porc frais froid, foie gras beurré, huile associée aux conserves de sardines : le vin de Bordeaux comme boisson, les bières, même celles qui sont le plus alcoolisées.

Le lait n'aura qu'une influence très secondaire,

cette albuminurie prétuberculeuse résulterait de l'irritation rénale provoquée par la tuberculine.

La tuberculine de Koch en effet détermine parfois l'albuminurie. Produit-elle des lésions, ou réveille-t-elle des altérations? C'est là une question théorique encore en suspens. Toujours est-il qu'au point de vue thérapeutique, on doit s'abstenir de la tuberculine qui a occasionné déjà bien des mécomptes.

Un certain nombre de malades entrent dans la tuberculose par l'albuminurie; ils maigrissent, ont de la fièvre, quelques douleurs dans la région lombaire, mais c'est par l'analyse de l'urine que le diagnostic peut seul se faire. Outre l'albumine, l'urine renferme du pus, et au microscope on rencontre avec des cylindres des cellules en voie de désintégration moléculaire, ainsi que des débris dans lesquels on peut reconnaître des cellules géantes; enfin l'examen bactériologique et l'inoculation au cobaye, dans les cas douteux, permettent de reconnaître avec certitude la tuberculose à début rénal.

Cette forme est, en général, grave, car les autres organes de l'appareil génito-urinaire sont le plus souvent atteints en même temps. Cependant, dit M. Brault, il n'est pas douteux que la tuberculose du rein puisse guérir. On sait que les autopsies révèlent la cicatrisation et la calcification des tubercules du rein quand ils sont peu nombreux et isolés. Les malades seront donc soumis au régime lacté, mais pas exclusivement. Les symptômes douloureux de la cystite tuberculeuse seront combattus par des lavages boriqués de la vessie et par les injections de cocaïne; les lavements ou les suppositoires renfermant de l'opium et de la belladone calmeront les symptômes aigus; enfin on évitera la médication par les balsamiques à laquelle on serait tenté de recourir, sauf la créosote, qui, d'après M. Bouchard, ne provoque pas l'albuminurie.

Dans la deuxième période de la tuberculose l'albuminurie résulte des toxines provenant des infections secondaires qui se réalisent dans les cavernes en formation et qui s'accompagnent toujours de congestion pulmonaire. Dans ces conditions, on ne luttera pas contre cette congestion par l'application de vésicatoires, mais par des ventouses sèches, des cataplasmes sinapisés, des pointes de feu.

Les tuberculeux peuvent présenter de l'albuminurie pour les causes les plus diverses; leur estomac est presque toujours atteint, ainsi que

Marfan l'a démontré ; l'intestin est également infecté ; quant au foie, les produits toxi-infectieux qu'il est chargé de retenir et de détruire atteignent ses cellules en les infiltrant de substances stéatosantes pour le protoplasme et sclérosantes pour les éléments interstitiels. Tous ces troubles des organes digestifs isolés, ou combinés, réalisent les différentes formes d'albuminurie non brightique. Dans ces formes, le traitement doit viser non pas le rein, mais les organes digestifs. C'est le traitement de la dyspepsie gastro-intestinale qui doit intervenir.

Syphilis. — Le poison syphilitique peut frapper le rein à toutes les périodes de la maladie. A la période secondaire le malade peut être pris d'œdème, tandis qu'il se plaint de fatigue, de malaise et que sa face devient bouffie, pâle, anémique. L'albuminurie est abondante, et abandonnée à elle-même elle peut arriver en peu de jours à l'urémie.

Ce qui est particulier à cette forme de l'albuminurie, c'est qu'elle peut guérir radicalement sous l'influence du traitement mercuriel intensif. C'est même là un élément diagnostic. Mais il faut surveiller avec soin son application pour éviter la stomatite mercurielle. Le mercure, qui est

contre-indiqué dans toutes les autres formes d'albuminurie, est au contraire très efficace dans
celle-ci. On ajoutera aux injections mercurielles
des injections de préparations arsenicales comme
le cacodylate de soude, l'hectine, etc. Le lait
peut d'ailleurs être donné en même temps.

Dans la syphilis ancienne, l'apparition des symptômes se fait plus lentement, et l'albuminurie
prend les allures de celle qu'on observe dans la
néphrite interstitielle. Et en effet un grand nombre
de brightiques albuminuriques représentent la
forme terminale dans l'âge mûr d'une syphilis
contractée dans la jeunesse et qui, paraissant
guérie, a été insuffisamment soignée. Cependant
l'existence de la syphilis implique une direction
spéciale à donner au traitement. Au lieu de donner
au malade de l'iodure de sodium à petites doses
pendant longtemps, on emploiera des doses fortes
d'iodure de potassium, car cette médication est
parfois suivie d'effets remarquables; elle peut
améliorer, enrayer et guérir même des malades
considérés comme perdus.

Dans le cours de la syphilis comme dans celui
de la tuberculose, l'albuminurie peut être sous la
dépendance de la dégénérescence amyloïde du
rein. Un grand nombre d'autres causes, surtout

les suppurations, peuvent provoquer cette infiltration de substance spéciale dans les parois des artérioles du rein et du foie, de la rate. Cette matière azotée est excessivement résistante et ne se laisse pas dissoudre par les acides. De là une impossibilité d'agir sur elle par les médicaments. Bartels aurait obtenu de bons effets à l'aide de l'iodure de potassium. L'indication principale consiste à tonifier le malade. Malgré son albuminurie, on lui donnera de la viande, du vin, du fer, du quinquina, de l'huile de foie de morue, des inhalations d'oxygène, des bains salés.

IMPALUDISME. — L'albuminurie s'observe dans le cours de la fièvre intermittente, mais c'est là un symptôme accessoire dépendant de la fièvre et qui ne présente aucune indication spéciale. Il n'en est plus de même des formes dans lesquelles l'agent du paludisme frappe violemment le rein, y détermine une néphrite aiguë, s'accompagnant parfois d'hématurie. Certains accès pernicieux peuvent revêtir le masque de l'urémie. Dans ces cas la révulsion sur la région lombaire, et la quinine à haute dose sont les éléments principaux du traitement, auquel il faut joindre la médication diurétique. J'ai observé un cas d'albuminurie intermittente guérie par la quinine.

C. Intoxications. — ALBUMINURIE CANTHARIDIENNE.
— Cette albuminurie est une des plus fréquentes ;
elle est souvent provoquée par le médecin et
résulte de l'emploi de vésicatoires. Certaines
personnes semblent prédisposées. Ce sont celles
qui vraisemblablement présentent une susceptibilité de leur rein d'origine héréditaire, ou qui
ont déjà eu sur cet organe une atteinte de néphrite passagère, qui y a laissé une trace latente.

Il est rare que cette intoxication se manifeste
par l'œdème ou par l'urémie ; le plus souvent
c'est la cystite qui attire l'attention. Le malade
se plaint d'avoir des envies fréquentes d'uriner,
et il éprouve des douleurs quelquefois très vives
après la miction. Il souffre en même temps dans
la région lombaire ; c'est moins une douleur
intense, qu'une sensation de pesanteur profonde
et d'endolorissement de la région. L'urine renferme non seulement de l'albumine, mais parfois du sang. Il n'est pas rare que le malade soit
en proie à des érections très pénibles et persistantes.

Les cliniciens sont aujourd'hui très partagés
sur l'utilité du vésicatoire ; il est certain que s'il
présente des avantages indéniables comme révulsif, ses inconvénients doivent le faire écarter

dans un grand nombre de cas. On l'emploie trop souvent dans les maladies aiguës du poumon; ses avantages comme révulsif dans ces cas me paraissent compensés en principe par ses dangers, car par la plaie cutanée qu'il détermine, il peut devenir une porte d'entrée pour les infections secondaires. Chez certains individus dont l'état général n'est pas bon, le vésicatoire constitue une plaie qui se cicatrise mal. J'ai vu quelquefois à l'Hôpital des Enfants des plaies devenir de véritables ulcères, et parfois même être le siège de gangrène. Il n'est pas rare que le vésicatoire s'enflamme et soit le point de départ d'une lymphangite superficielle, mais qui peut également gagner les lymphatiques profonds et déterminer la suppuration de ganglions lymphatiques. On conçoit l'effet funeste de ces complications qui s'ajoutent à la néphrite cantharidienne.

Il est donc prudent avant de prescrire un vésitoire de questionner le malade pour savoir s'il a eu des vésicatoires antérieurement, et s'il les a bien supportés; il convient également d'examiner auparavant l'urine, et dans le cas où l'on rencontre de l'albumine, il vaut mieux, quand on a le choix, recourir à un autre mode de révulsion.

M. Potain a signalé des cas dans lesquels, à la suite d'un vésicatoire, s'était déclarée une albuminurie brightique chronique.

Le traitement consiste, outre le régime, à donner au malade du lupulin, du bromure de camphre, et des suppositoires calmants, afin à amener une sédation des symptômes douloureux de la région génito-urinaire.

INTOXICATION PAR LE TABAC. — L'usage du tabac est si répandu qu'il est devenu avec l'alcool un des principaux soutiens des finances de l'État.

L'action du tabac n'a pas été étudiée avec toute la rigueur scientifique voulue. On y apporte de la passion de part et d'autre. Les faits sur lesquels on s'est appuyé pour rechercher l'action du tabac ont été empruntés à la physiologie expérimentale. Ces résultats sont fort intéressants, mais ils ne sont pas directement applicables à l'homme ; on a fait ingérer aux animaux du tabac, et surtout on leur a injecté de la nicotine : ces conditions sont trop différentes de l'usage que les humains en font, les animaux s'étant toujours refusés à fumer le tabac, sauf les grenouilles, qui ne s'y soumettent qu'à leur corps défendant.

Cependant l'observation nous apporte certains faits qui nous permettent d'élucider quelque peu l'action du tabac. Il suffit d'observer un jeune collégien qui fume un cigare pour la première fois. L'effet n'est pas constant, mais fréquent.

Les premières bouffées sont aspirées avec ardeur, et une expression de satisfaction se dessine tout d'abord sur le visage du novice. Il est heureux de faire constater qu'il n'est plus un enfant, il croit se donner ainsi un attribut de la virilité. Il est bientôt envahi par des sensations agréables, mais de courte durée; il éprouve une diminution dans la sensation du poids, il se sent plus léger; c'est le prélude du vertige. Peu après, le sol lui paraît un peu moins résistant, et les compagnons du jeune homme constatent qu'il devient pâle. Si on le lui fait remarquer, il proteste avec énergie, tout en aspirant vivement la fumée; il est vexé qu'on mette en doute sa résistance, mais pour prouver sa gaieté il rit jaune, cette expression commune exprimant parfaitement le spasme des capillaires cutanés. En général il ne s'arrête pas à ce premier malaise, il met son amour-propre à persister, surtout s'il est en compagnie. Mais la scène ne tarde pas à changer d'aspect. Il ne fait plus le malin, comme on dit; en proie au vertige, aux défaillances, il devient moins loquace et recherche l'isolement. Les vomissements ne tardent à apparaître. Souvent ils ne se répètent pas, mais en général ils se reproduisent et obligent le débutant si brillant tout à l'heure à rester étendu comme en proie à un violent mal de mer.

Le jeune fumeur ne se laisse pas rebuter par ce début désobligeant. Il sait par l'expérience des autres que cet effet ne dure pas; il recommence bientôt, éprouve des malaises moins accentués et qui diminuent à chaque tentative. Au bout de peu de temps l'accoutumance est établie, il est consacré fumeur. La cigarette, le cigare, la pipe, tout lui est bon, pourvu qu'il s'entoure d'un nuage de fumée et qu'il absorbe de la nicotine.

Mais cependant sa première tentative est une expérience physiologique qui révèle l'action du tabac. Plus tard dans l'existence, quand il sera profondément intoxiqué, nous retrouverons les mêmes symptômes, mais défigurés et par conséquent plus difficiles à dépister.

Le premier effet du tabac c'est d'exciter la salivation. Cet effet serait utile si la salive avalée ne renfermait pas la nicotine. Celle-ci, nous l'avons vu, agit puissamment sur la muqueuse de l'estomac puisqu'elle détermine le vomissement; chez le fumeur mithridatisé, cet effet ne se produit plus, mais c'est la dyspepsie qui s'établit. Chez quelques individus elle devient si intense qu'ils renoncent bientôt spontanément au tabac. Mais ceux dont la dyspepsie est peu marquée et reste latente, s'enfoncent de plus en plus dans leur habitude, qui devient un besoin. Comme la morphine, l'alcool, la cocaïne, l'éther, le café, le tabac devient une habitude, si bien que sa suppression est l'origine de malaises tellement violents, que j'ai vu des malades préférer la mort plutôt que de renoncer à l'action de la nicotine.

La dyspepsie est un symptôme fréquent de l'intoxication par le tabac; il n'est pas constant, mais on peut dire que la plupart de ceux qui fument avec exagération sont ou bien des dyspeptiques déclarés, ou des dyspeptiques latents, dont les troubles digestifs se traduisent par des symptômes larvés.

C'est donc là une raison pour laquelle les albuminuriques devront s'en abstenir.

Mais ce n'est pas tout. L'action du tabac sur le cœur est une de celles qui sont le plus nettement établies. La nicotine a une prédilection pour le système nerveux du cœur, et l'angine de poitrine en est fréquemment l'expression douloureuse et grave. En général l'angine de poitrine du tabac n'est pas mortelle. Elle se traduit par des sensations pénibles dans la région du cœur, qui devient même parfois sensible à la pression, quelques points de névralgie intercostale précordiale venant s'ajouter à la névralgie du plexus cardiaque. Ces signes prédominent après les repas pendant la digestion ; un peu de dyspnée ne tarde pas à apparaître, sous l'influence d'efforts peu intenses, puis les crises douloureuses entrent en scène avec leurs irradiations dans le bras gauche, dans la poitrine et dans le dos.

Beaucoup d'albuminuriques brightiques dont le cœur est déjà le siège de myocardite, présentent ces symptômes avec intensité après une quantité relativement petite de tabac absorbé.

Mais ce qui me paraît encore plus grave, bien que cela ne soit pas encore une notion tout à fait classique, c'est que je considère que le tabac est une des causes de l'artério-sclérose. Je ne pense pas que par lui-même et seul il puisse déterminer cette lésion généralisée. Mais son action puissante s'ajoute à celle de l'arthritisme, de la goutte, du saturnisme, du paludisme, de l'alcoolisme, de tous les reliquats toxi-infectieux.

Tant que l'organisme est jeune et résistant, il élimine aisément les poisons, et le fumeur n'a rien à craindre. Mais par les progrès de l'âge, les éléments anatomiques se minéralisent, les mutations nutritives sont ralenties, et tous les poisons qui étaient sans effets jusqu'alors « mordent » sur l'individu. Le malade s'insurge contre la défense de fumer en disant : « Mais comment! j'ai usé du tabac depuis trente ans sans en éprouver aucun fâcheux effet, et voilà que tout d'un coup vous me le défendez! Ce ne peut certes pas être cela qui me fait mal; d'ailleurs quand je le suspends, je suis plus malade. » A ce raisonnement qui paraît juste, le médecin se trouve dans la nécessité de démontrer au malade son erreur par des considérations désobligeantes : son organisme est devenu vieux, il n'élimine plus son tabac avec une rapidité suffisante; dès lors ce poison retenu dans les vaisseaux contribue à les altérer et à déterminer l'artério-sclérose, et c'est pourquoi le brightique albuminurique est exposé à mourir subitement quand il fume trop.

M. Potain insistait sur le peu d'importance de la quantité de tabac absorbé. Quand un malade a des accidents, ce n'est pas la diminution du tabac qu'il faut, c'est sa suppression totale. Car l'organisme paraît saturé, et une quantité minime peut provoquer le spasme des vaisseaux cardiaques et la mort subite.

Après avoir signalé ces faits, il convient, pour ne pas noircir le tableau comme à plaisir, de dire qu'un grand nombre d'albuminuriques fumant modérément ne voient pas leur état aggravé par le tabac. Mais il en est de cela comme des alcooliques qui vivent très vieux sans accidents. Ce sont des exceptions.

Tout albuminurique soucieux de sa santé doit s'abstenir de tabac.

Mercure. — Le mercure est devenu un médicament tellement employé, qu'on le rencontre dans toute pharmacie de famille. C'est sous forme de liqueur de Van Swieten qu'il y pénètre. Ce médicament, qui inspirait tant d'horreur que certains charlatans croient encore aujourd'hui de leur intérêt de faire savoir au public qu'ils guérissent les maladies « sans mercure », a son droit de cité dans les milieux les plus purs. C'est le calomel qu'on donne aux enfants pour les purger, ou aux adultes pour leurs congestions du foie; ce sont les injections vaginales au sublimé; bref, sous prétexte que c'est le meilleur antiseptique, on met le mercure à toutes les sauces, et il pénètre ainsi dans l'organisme par des voies très diverses, qui sont souvent difficiles à dépister.

D'une façon générale tout albuminurique qui n'est pas syphilitique doit écarter le mercure de sa thérapeutique habituelle, car le mercure peut provoquer par lui-même de l'albuminurie. Dans l'intoxication aiguë, les lésions de la néphrite toxique sont très accentuées, mais dans l'intoxication lente, ces lésions, d'abord guérissables, peuvent devenir chroniques.

J'ai observé une malade atteinte d'une albuminurie importante provenant de ce qu'elle prenait, depuis un an qu'elle avait accouché, tous les jours une injection vaginale, avec du sublimé. Il a suffi de découvrir cette cause pour voir l'albuminurie disparaître définitivement. Mais auparavant le diagnostic s'était égaré sur de fausses pistes. La suppression de ces injections eut un meilleur résultat que le régime lacté.

Quand le sublimé est insuffisamment éliminé par les reins, il provoque la diarrhée, et surtout la stomatite. Ce que l'on considère comme une susceptibilité individuelle vis-à-vis de certains médicaments ne dépend souvent que d'une élimination rénale incomplète.

PLOMB. — Il n'y a pas que les ouvriers qui manient le plomb dans leur profession qui soient exposés à l'intoxication lente par le plomb et par conséquent à l'albuminurie. Mais à tout instant dans la vie nous sommes menacés par le plomb dont nous ne soupçonnons pas l'existence. Le plomb pénètre fréquemment par les voies digestives. Le *pain* peut en renfermer quand il est cuit dans des fours chauffés avec du bois peint à la céruse; la *viande*, quand elle est hachée avec des appareils en plomb; les *bonbons* et les *pâtisseries* enveloppés dans du papier d'étain ou colorés avec du chromate de plomb; le *gibier* mariné avec le plomb de chasse qui l'a tué; les *conserves alimentaires* renfermées dans des boîtes soudées à l'étain.

L'*eau* est la cause d'un grand nombre d'intoxications lentes, quand elle passe dans des tuyaux en plomb, ou quand elle est conservée dans des réservoirs faits avec un alliage de ce métal.

Le *vin*, la *bière*, les *eaux-de-vie*, sont parfois

traités par la litharge, ou par l'acétate de plomb pour les clarifier.

L'*eau de Seltz* est en contact avec le plomb du siphon. Les enfants sont souvent intoxiqués par leurs jouets en plomb et les femmes par la poudre de riz et les fards.

La multiplicité des portes d'entrée du plomb explique comment il se fait que son action est si souvent méconnue. Un grand nombre d'albuminuries ont pour origine des intoxications saturnines non professionnelles, et l'urémie est souvent l'aboutissant d'une néphrite saturnine méconnue.

Cette cause d'albuminurie dépend donc de l'hygiène défectueuse, elle est d'autant plus dangereuse, qu'elle est lente et insidieuse. La quantité de plomb absorbée par l'eau est minime : elle ne produit pas les effets dramatiques de la colique de plomb. Elle met huit, dix, douze ans à amener les premiers malaises. On est d'autant plus profondément intoxiqué qu'on ne soupçonne pas la cause du mal et qu'elle continue à agir. Beaucoup d'albuminuries qu'on attribue à l'artério-sclérose, sont des néphrites saturnines ignorées. L'hérédité de l'albuminurie s'explique dans quelques cas par ce fait que les enfants boivent pendant des années l'eau chargée de plomb de la maison paternelle. Enfin, ainsi que nous le verrons plus loin, certaines albuminuries chez les enfants sont des albuminuries toxiques, qui peuvent être provoquées par le plomb : en général elles disparaissent quand l'enfant avance en âge. Mais la guérison coïncide avec l'époque où le jeune homme quitte la maison où il a été élevé et contaminé.

On peut lutter et écarter certaines causes d'empoisonnement; mais celle par le plomb, quand il pénètre à si petites doses, n'y a-t-il aucun moyen de la reconnaître? Il faut avouer que les meilleurs cliniciens passent à côté de la véritable cause. Cependant quelques-uns, plus avisés, doivent penser au plomb et en rechercher les quelques indices révélateurs. Il ne faut pas compter sur les coliques de plomb ou sur les paralysies. Ce sont des symptômes que l'on observe surtout chez ceux qui, par leur profession, manient le plomb et qui en absorbent d'assez fortes quantités. Le signe le plus constant est le *liséré gingival*; il peut cependant faire défaut chez certains intoxiqués qui brossent fortement leurs dents et prennent de grands soins de propreté, puisque ce liséré serait le résultat d'une imprégnation de la muqueuse gingivale par du sulfure de plomb formé par l'action de l'hydrogène sulfuré qui se trouve normalement dans la bouche et agit sur le plasma sanguin chargé de plomb. Ce sulfure de plomb se déposerait par transsudation sur les muqueuses.

Les saturnins ont en outre le teint pâle et anémique; ils sont amaigris par suite d'un état dyspeptique chronique accompagné d'une fétidité particulière de l'haleine. L'artérite et l'angine de poitrine ne sont pas des affections exceptionnelles. C'est qu'en effet cette intoxication lente est une cause d'altération artérielle généralisée, et l'artério-sclérose n'est très souvent que l'aboutissant de l'intoxication saturnine méconnue. On sait que la modalité de la nutrition imprimée à l'organisme par le plomb peut provoquer la goutte saturnine.

En étudiant les symptômes de ce que l'on appelle l'encéphalopathie saturnine on peut mettre en doute l'autonomie de cette manifestation, dont les symptômes peuvent être attribués en partie à l'hystérie et en partie à l'urémie.

J'ai insisté quelque peu sur cette intoxication par le plomb à cause de sa fréquence et de sa gravité. C'est à l'hygiène prophylactique que revient le soin de combattre cette cause d'albuminurie.

Après l'avoir écartée, on peut améliorer et guérir cette albuminurie par quelques moyens thérapeutiques. En même temps que le régime lacté, on donnera au malade de l'*iodure de potassium*. Ce médicament favorise l'élimination du plomb par les reins. On doit le donner à petites doses interrompues de temps en temps.

Semmola a récemment recommandé l'emploi de l'*électricité* sous forme de courants continus, le long de la colonne vertébrale, dont les effets seraient d'activer les échanges nutritifs et de produire ainsi un mouvement de désassimilation qui faciliterait l'élimination du plomb par les urines lorsque les reins sont encore perméables.

Il est classique de recommander les *bains sulfureux*. Étant donnée l'anémie profonde des saturnins, le fer et surtout le *protoiodure de fer* est bien indiqué. C'est dans ces cas d'albuminurie que le fer peut donner de bons résultats.

ALCOOL. — Il suffit qu'un albuminurique absorbe une certaine quantité d'alcool pour augmenter immédiatement le taux de son albumine. Souvent l'action de cette substance ne se borne pas à cette irritation platonique, et des malaises ou des accidents graves peuvent en être la conséquence. L'attaque d'urémie peut même apparaître dans ces conditions. Il est donc certain que l'alcool est une substance nuisible pour le rein. Elle l'irrite et y détermine un degré variable de congestion.

Les albuminuriques doivent s'en abstenir d'une façon absolue.

Mais si ce fait est bien démontré, on peut se demander si l'usage de l'alcool peut déterminer de l'albuminurie. L'alcool est le principal facteur de la dégénérescence vasculaire et viscérale; par ce fait il joue un rôle important dans la pathogénie des albuminuries. Cependant Krukenberg a récemment décrit une néphrite alcoolique spéciale. Il a pu la reproduire expérimentalement en se servant du hérisson, animal qui affectionne particulièrement les boissons alcooliques. Est-ce l'alcool lui-même qui provoque la lésion? L'ère de discussion n'est pas close. On a incriminé successivement l'alcool, les essences et toutes les substances toxiques en nombre infini qui servent aujourd'hui aux falsifications de l'alcool.

Lancereaux a démontré l'action du sulfate de

potasse dans la cirrhose. Les vins plâtrés déterminent au même titre la sclérose hépatique et la
sclérose rénale, ces deux organes étant fonctionnellement solidaires.

Si on ne peut pas échapper au plomb, il
dépend de chacun de se soustraire à l'influence
nocive de l'alcool et du vin. Mais la plus grande
difficulté provient non seulement des habitudes
invétérées, puisqu'on sait que qui a bu boira,
mais aussi de certains aphorismes d'hygiène
enracinés : un bon verre de vin n'a jamais fait de
mal à personne. Le vin soutient. L'eau est bonne
pour les grenouilles, etc. Il faut avouer que les
médecins sont trop souvent la cause involontaire
de l'intoxication des gens du monde, surtout, en
prescrivant les soi-disant vins fortifiants dont la
réclame des industriels nous inonde. Certains
malades y prennent un goût trop vif, et s'intoxiquent d'autant plus profondément et insidieusement que l'alcool les pénètre sous le couvert
de la gaieté et d'une force apparente, qui, pour
être maintenue à niveau, exige des doses croissantes du tonique qui ne saurait faire du mal,
puisqu'il a été recommandé par le médecin.

D. *Maladies de la nutrition.* — GOUTTE. — Tous
les goutteux sont albuminuriques. C'est qu'en

effet l'albumine peut se présenter à toutes les périodes de la goutte. Elle peut même précéder toutes les autres manifestations goutteuses.

La goutte est rare chez l'adolescent, et cependant elle marque déjà son empreinte héréditaire. M. Teissier a décrit un type d'*albuminurique cyclique diurne arthritique*. Cette forme se rencontre surtout chez les enfants des rhumatisants, des goutteux ou des diabétiques. Il considère que l'albuminurie révèle dans l'espèce, la prédisposition à la goutte ou à la dyscrasie urique ; étant donné que le goutteux en préparation présente, de par l'hérédité, une susceptibilité spéciale du filtre glandulaire, le savant professeur de Lyon recommande de n'autoriser ces jeunes gens albuminuriques à user du vin et de la viande qu'avec certaines réserves. Il ajoute : « Le choix des moyens d'alimentation ne laisse pas souvent que d'être très embarrassant, d'autant même que si la prédisposition uricémique et l'irritabilité du rein proscrivent l'usage excessif des viandes fortes, la tendance à la nutrition retardante ne permet pas de compenser l'insuffisance de l'alimentation azotée par l'ingestion exagérée de matières grasses. On s'adressera donc de préférence aux œufs, aux viandes blanches et gélatineuses, au jambon, au porc frais, à l'agneau, au mouton, mais surtout aux légumes féculents. »

A côté de cette forme, MM. Lécorché et Talamon décrivent une *albuminurie précoce* qui précède les manifestations goutteuses articulaires. Elle résulte de l'action irritante de l'excès d'acide urique dans le sang dont l'excrétion incessante en quantité excessive et anormale déterminerait une lésion analogue à celle déterminée par le phosphore : c'est la nécrose de coagulation d'Ebstein, altération habituelle dans la néphrite goutteuse.

Cette forme d'albuminurie est fort importante, car, par un travail lent de désorganisation, elle aboutit finalement à l'atrophie goutteuse du rein.

La dyspepsie est le compagnon constant de la plupart des goutteux. Les uns se plaignent de leur estomac, mais en général les goutteux sont fiers de leur estomac et le considèrent comme un organe fonctionnant supérieurement. Et cependant ils ont de la dyspepsie latente ou larvée ; dans ces conditions les goutteux peuvent avoir de l'*albuminurie gastrique goutteuse*, dont l'intermittence est un des caractères.

18

Il en est de même de l'*albuminurie goutteuse aiguë*, qui apparaît vers le quatrième ou cinquième jour de l'attaque de goutte articulaire. Si l'albuminurie préarticulaire existe, la crise douloureuse l'exagère, puis elle disparaît peu à peu en même temps que les urines deviennent moins denses et que la quantité d'acide urique revient à la normale.

Dans la goutte chronique et confirmée, l'albuminurie peut dépendre de plusieurs causes et, suivant le diagnostic de celle-ci, le traitement est différent. L'*albuminurie du rein goutteux* résulte d'une néphrite spéciale occasionnée par l'infiltration d'urate de soude dans la région des pyramides.

L'albumine est abondante et sa quantité s'exagère par une foule de causes.

Le traitement a une grande influence sur la marche de cette néphrite qui peut exister pendant très longtemps avec un état de santé relativement bon. La lésion n'est pas généralisée ; elle présente des foyers de néphrites partielles. La partie restée saine suffit aux fonctions du rein dans les conditions habituelles. C'est pourquoi ces malades doivent être très soigneux dans leur hygiène. Les organes sains étant chargés du travail de ceux qui sont altérés, sont prédisposés à subir l'action nocive des moindres influences irritantes portant sur le rein. Celui-ci peut donc pendant des années suffire à sa tâche, et c'est pourquoi l'on rencontre nombre de goutteux, albuminuriques depuis longtemps et supportant très bien leur lésion. Mais toute cause de congestion rénale peut déterminer l'urémie. Celle-ci est curable quand les phénomènes d'œdème aigu qui caractérisent la congestion disparaissent. Parfois la goutte disparaît d'une articulation atteinte et, par une métastase si particulière aux allures des manifestations arthritiques, le rein peut être profondément congestionné par une hyperémie goutteuse intense : c'est *l'albuminurie par goutte déplacée et remontée*. Si la décongestion n'arrive pas rapidement, le malade peut succomber par urémie rapide.

A ces malades sont applicables toutes les indications d'hygiène thérapeutique des brightiques. Cependant le fait qu'ils sont goutteux implique une médication spéciale et un pronostic moins grave, en général.

C'est également chez les goutteux que l'on peut rencontrer *l'albuminurie par néphrite interstitielle goutteuse*. Ses symptômes sont ceux du mal de Bright, mais l'évolution est plus lente, et peut subir des temps d'arrêt qui font croire à une guérison. Outre les lésions de la néphrite interstitielle ordinaire, on trouve au niveau du rein des kystes disséminés dans le parenchyme. Ils sont constitués par des tubes urinifères dilatés et renferment un mélange d'urine et d'urate de soude.

Indépendamment de ces nombreuses formes d'albuminurie chez le goutteux, il en est d'autres encore, qui sont liées à la présence de gravelle, dont on connaît l'étroite parenté avec la goutte.

L'*albuminurie des graveleux* est le plus souvent liée à la pyélonéphrite calculeuse.

A ces malades on recommandera d'éviter les excès alimentaires, et d'user largement des végétaux, surtout des légumes verts et des fruits et d'user très modérément des farineux et du sucre.

Les boissons seront abondantes, car elles diminuent l'acide urique. Les eaux légères comme l'eau d'Évian, de Thonon, les bains chauds sont utiles, mais les bains froids de mer sont nuisibles. Par contre, le séjour au bord de la mer est salutaire à ces malades.

Parmi les médicaments le *bicarbonate de soude* empêche les dépôts d'acide urique de se former ;

pris pendant longtemps à doses suffisantes, il s'oppose à la formation des sédiments uratiques. M. Bouchard proteste contre le jugement sommaire de Trousseau qui l'a accusé de produire l'anémie, des hémorragies, la faiblesse. Cependant c'est une médication qui doit être maniée avec prudence ; on ne la prescrira pas aux cachectiques ni aux vieillards, elle doit être interdite dans la goutte atonique. C'est dans le même ordre d'idées qu'on emploiera l'eau de Vichy et de Carlsbad. Le *sulfate de soude* employé à petites doses donne souvent de bons résultats.

M. Bouchard recommande vivement le *carbonate de potasse chimiquement pur*. « J'ai donné, dit-il, ce sel à la dose de 3 grammes par jour, sans interruption pendant plus de six mois, et j'ai assisté à une véritable renaissance, à une amélioration considérable de l'état général, sans rien qui ressemblât de près ou de loin à la prétendue cachexie alcaline. J'ai voulu établir que l'emploi des sels de potasse est loin d'être aussi dangereux qu'on l'a prétendu, et je puis dire que si l'on désire augmenter l'alcalinité non plus du sang, mais des tissus, la potasse doit être préférée à la soude. »

La clinique a démontré l'efficacité des *sels de lithine* ; ils doivent être employés pendant longtemps et en suffisante proportion. A petites doses leur effet est nul. On a récemment préconisé la *pipérazine*; les résultats obtenus sont contradictoires; il est donc impossible de se prononcer sur sa valeur thérapeutique.

L'*acide benzoïque*, le benzoate de soude, le benzoate de lithine, sont surtout indiqués quand il existe des altérations des muqueuses des voies urinaires; cet agent paraît utile dans certaines formes d'albuminurie avec catarrhe des voies urinaires. C'est dans le même ordre d'idées qu'on a préconisé l'*huile de Harlem*; mais, ainsi que le fait observer M. A. Robin, il faut n'en user qu'avec prudence à cause de son action irritante sur l'estomac.

Parmi les eaux minérales qui rendent des services suivant le tempérament de chaque malade, on peut choisir entre Vichy, Vals, Évian, Contrexéville, Vittel, Martigny, Pougues, Carlsbad, Capvern, Royat, Forges-les-Eaux, Schwalbach, Spa, Franzensbad, Thonon.

Je terminerai ce chapitre, sur lequel j'ai insisté à cause de la grande fréquence des manifestations goutteuses albuminuriques, en insistant sur l'hygiène prophylactique. C'est qu'en effet l'hérédité est toute-puissante dans cette diathèse. En présence d'un enfant issu de goutteux, il n'est pas malaisé de prédire toutes les maladies auxquelles il est prédestiné. En suivant l'hygiène commune, c'est-à-dire en le laissant vivre dans les conditions dans lesquelles ses parents sont devenus goutteux, on l'abandonne à la fatalité de son hérédité et de son milieu. Or, nous possédons des moyens puissants pour modifier le tempérament pendant l'enfance. Mais il faut agir dès la naissance, car nous avons vu que de très bonne heure apparaîtront l'albuminurie intermittente arthritique et l'albuminurie précoce goutteuse préarticulaire.

L'entrée en scène de ces premiers troubles indique que le tempérament est définitivement constitué. Le médecin peut désormais améliorer l'état constitutionnel, mais il ne peut plus changer le tempérament, résultat qu'il aurait pu obtenir en s'y prenant à temps, et en appliquant les données de l'hygiène thérapeutique de la période de croissance.

DIABÈTE. — La suractivité imposée au rein par l'élimination du sucre et du surcroît de liquide de l'eau de solution qu'il attire, explique théoriquement la fréquence de l'albuminurie dans le diabète. Toutefois la physiologie expérimentale démontre que le sucre n'est pas irritant pour le rein. Cependant la clinique prime toutes les considérations ; elle montre que 43 pour 100 des diabétiques sont albuminuriques. Il s'agit donc d'une grande fréquence.

Pour imposer une hygiène thérapeutique à ces malades, il serait utile d'être fixé sur les conditions qui déterminent l'albuminurie dans le diabète, et elles sont très nombreuses. Des causes diverses peuvent la produire ; souvent elles se combinent et s'associent, ce qui rend le problème plus complexe. Elles constituent ainsi des catégories auxquelles le même traitement n'est pas applicable. L'hygiène qui convient au diabétique obèse n'est pas celle de l'albuminurique diabétique cachectique.

Or l'étude des conditions pathogéniques qui produisent le diabète sont encore trop obscures pour permettre de formuler une théorie précise. S'agit-il d'un ralentissement de la nutrition, comme le soutient M. Bouchard ; ou d'une altération des mutations nutritives suivant l'opinion de M. Robin ? Dépend-il d'une exagération dans les fonctions glycogéniques du foie, d'une altération du pancréas, d'un trouble du système nerveux ? Ce qui est certain, c'est que les diabétiques présentent des lésions qui ne sont pas suffisamment constantes pour leur attribuer une valeur pathognomonique, mais qui ont cependant une réelle importance au moins comme facteurs de l'albuminurie.

Ce sont la congestion chronique du foie, la dégénérescence graisseuse, la cirrhose hypertrophique parfois pigmentaire du foie, mais surtout les altérations des reins. Le rein est hypertrophié et présente des lésions spéciales au diabétique.

L'épithélium de certains tubes contournés et droits des rayons médullaires est atteint d'une altération analogue à la nécrose de coagulation de Weigert, et Ehrlich a démontré l'existence d'une infiltration glycogénique de l'épithélium.

Ces lésions expliquent suffisamment l'albuminurie dans le diabète.

L'albuminurie des diabétiques peut se présenter sous différentes formes.

La *forme légère*, caractérisée par une petite quantité d'albumine ; elle est souvent passagère, quelquefois intermittente, elle peut devenir à la longue permanente.

L'albuminurie des diabétiques obèses est celle que l'on observe chez les gros mangeurs, leur foie est hypertrophié ; le plus souvent ce sont des

albumines d'origine dyspeptique et par conséquent sans gravité.

L'*albuminurie tardive* apparaît dans le cours
d'un diabète ancien ; son pronostic est sérieux, car
il est l'indice, quand l'albumine est abondante,
d'une lésion rénale. Cependant même dans cette
forme elle peut disparaître sous l'influence du
traitement, quitte à revenir par des écarts de
régime.

L'*albuminurie diabétique phosphaturique* a été
surtout étudiée par M. Robin ; elle accompagne
une élimination surabondante de phosphates : il
en résulte une déminéralisation intense de l'organisme, et cette forme peut s'accompagner d'accidents graves.

L'*albuminurie goutteuse des diabétiques* présente
toutes les variétés décrites au précédent chapitre.
On connaît les grandes affinités morbides du diabète et de la goutte relevant tous deux du tempérament arthritique.

L'*albuminurie toxique* n'est pas rare chez les
diabétiques ; leur grand appétit et leur soif intense leur font absorber une quantité considérable
d'aliments ; or nous avons vu combien de produits
alimentaires renferment de substances toxiques
résultant des falsifications. Les diabétiques sont

donc infiniment plus exposés que les autres à subir l'action de ces poisons alimentaires parce qu'ils en absorbent de fortes quantités, et parce que leur foie, qui remplit un rôle d'arrêt pour les poisons, est toujours lésé dans le diabète. Il convient de ne pas passer sous silence l'influence excessivement fréquente de l'alcool.

Quels conseils d'hygiène donner à ces albuminuriques?

On doit viser en même temps des médications disparates : la nécessité de fournir à l'organisme une grande quantité d'aliments et de boissons, de lutter contre l'arthritisme, de diminuer la proportion de sucre, de combattre l'albuminurie, tout en maintenant les forces du malade à niveau.

Aliments défendus. — Le sucre, le miel, les raisins, prunes, abricots, pommes, poires, figues, fraises, crèmes, groseilles, cassis, framboises, pêches, ananas, mandarines, oranges, pruneaux, confitures, glaces, entremets, pâtisseries ; melons, betteraves, carottes, oignons, raves, navets, radis, haricots, pois, lentilles, fèves, le pain, le riz, la semoule, macaroni, nouilles, vermicelles et les poissons.

La saccharine, d'après M. Robin, doit être

absolument défendue ; elle devient rapidement nuisible.

Aliments permis. — La viande en petite quantité, cervelle, riz de veau, rognons, les viandes fumées, le jambon, les œufs, le beurre, le lard, l'huile, les fromages frais, la crème, les légumes herbacés, épinards, chicorée, laitue, haricots verts, les choux-fleurs, céleri, toutes les salades ; comme fruits, M. Robin ne permet que les amandes, les noix, les olives, les pistaches, les noisettes.

Les pommes de terre doivent remplacer le pain, et en petite quantité. Comme boisson, de l'eau. Le régime ne doit être appliqué qu'avec ménagement et implique une foule de variantes individuelles. C'est ainsi qu'il sera souvent utile de le suspendre, en le faisant alterner avec le régime lacté. Suivant la recommandation de M. Lécorché, il faut louvoyer en traitant tantôt l'albumine, tantôt le diabète.

Médicaments. — Sauf l'antipyrine, dont l'usage est dangereux, tous les médicaments préconisés contre le diabète peuvent améliorer l'état des malades. Parmi ceux-ci il convient de signaler le *lactate de strontium* à la dose de 5 à 6 grammes par jour, pendant huit à dix jours.

Le *sulfate de quinine* à petites doses administré pendant longtemps donne de bons résultats dans la plupart des manifestations arthritiques.

Il en est de même de l'arsenic et surtout de *l'arséniate de soude* qui ralentit la glycosurie.

Parmi les alcalins, le *bicarbonate de soude* est un des médicaments les plus utiles; il agit en même temps sur l'estomac, sur le foie, et possède une action favorable sur l'albuminurie, sur la glycosurie, et sur la production de l'acide urique. Le *carbonate de lithine* à faibles doses est surtout indiqué chez les albuminuriques diabétiques et goutteux; quant à la *magnésie calcinée*, elle remplit des indications de second ordre, mais dont l'importance ne doit pas être négligée chez les malades constipés ou atteints d'hyperchlorhydrie.

Tandis que la belladone ne doit pas être utilisée chez les diabétiques dont le rein est touché, la *codéine* diminue la glycosurie et la polyurie, et par conséquent soulage cet organe. L'*extrait thébaïque* agit de même et ralentit la désassimilation totale; administrés avec prudence chez les albuminuriques, ils rendent des services.

M. Bouchard recommande l'*extrait de valé-*

riane qui diminue l'élimination de l'urée, propriété précieuse quand l'azoturie est intense.

Le *bromure de potassium* a subi des fortunes très diverses; trop prôné par quelques-uns, il a été trop abandonné dans la suite. Il a l'inconvénient de déterminer des phénomènes de dépression quand on l'emploie à doses élevées; prescrit à doses modérées chez les sujets nerveux, il modère les symptômes névropathiques et diminue la glycosurie.

Deux médications doivent être surtout défendues aux diabétiques : l'*antipyrine*, dont l'effet chez les albuminuriques est souvent désastreux, et le *vésicatoire* pour deux raisons : 1° à cause de son action irritante sur le rein, 2° la tendance aux gangrènes chez les diabétiques.

En résumé, l'albuminurie chez les diabétiques, malgré la multiplicité de ses causes, ne présente pas un pronostic aussi grave qu'on pourrait le supposer *a priori*. Même les albuminuries fortes diminuent et disparaissent parfois sous l'influence d'un traitement bien dirigé et d'une hygiène suivie avec ténacité; aussi Bouchardat a-t-il pu dire avec justesse : « Le diabétique qui se soigne a autant de chance de vivre longtemps qu'un homme en bonne santé. »

Obésité. — En parcourant les ouvrages récents sur l'obésité, je suis étonné de constater que l'albuminurie est passée sous silence, car j'ai constaté l'albuminurie chez les obèses avec une grande fréquence. J'indiquerai succinctement les faits que j'ai observés en les synthétisant et en les rangeant en diverses catégories.

Les obèses sont fréquemment diabétiques et goutteux; on rencontre donc chez eux des *albuminuries goutteuses et diabétiques* décrites précédemment.

Ils présentent en outre fréquemment de l'*albuminurie hépatique des obèses*; elle résulte non seulement de la surcharge graisseuse du foie, mais de la stéatose, de la sclérose, et de la dégénérescence graisseuse; très souvent l'obèse est alcoolique; et il le devient aisément, quelquefois avec de petites quantités d'alcool.

Le traitement de cette forme d'albuminurie vise surtout l'état du foie.

Le cœur est presque toujours altéré dans l'obésité. On y rencontre la surcharge, l'infiltration, la dégénérescence graisseuse. Le pronostic de l'obésité dépend surtout de l'état du cœur. C'est là que réside le danger.

Un grand nombre de causes déterminent chez

l'obèse la dilatation cardiaque et *l'albuminurie des obèses par asthénie cardiaque*. Cette forme d'albuminurie peut donner toute la symptomatologie du mal de Bright, y compris les crises d'urémie. Le diagnostic est souvent difficile. Cependant elle est remarquable par la facilité avec laquelle elle guérit sous l'influence du régime lacté, du repos, de la digitale.

L'hygiène est toute-puissante pour maintenir la guérison, il va sans dire que les écarts du régime ou le surmenage sous toutes ses formes est capable de rappeler cette albuminurie dépendant surtout de troubles circulatoires.

Enfin j'ai observé chez les obèses deux autres formes d'albuminurie qui sont sous la dépendance du traitement et qui m'ont paru quelquefois très graves.

Le première forme est *l'albuminurie du régime sec chez les obèses*. Parmi les nombreuses méthodes de traitement préconisées contre l'obésité figurent celle d'OErtel, de Schweniger, adoptées par un grand nombre de cliniciens, dans laquelle la diminution des liquides ingérés joue un rôle important. Or si les effets de ce traitement bien surveillé sont souvent salutaires, il n'en est pas moins vrai que certains obèses ne peuvent pas

le supporter, le cœur et le rein présentant rapidement des désordres. En restreignant les liquides, l'urine est plus concentrée et un même
volume renferme plus de matières extractives.
Celles-ci peuvent devenir irritantes pour le rein
chez des individus prédisposés, et l'albumine
apparaît. Ces faits se présentent surtout chez les
malades qui échappent à la surveillance médicale, appliquant leur traitement suivant leur fan-
taisie, et souvent en l'exagérant. Les albuminuries déterminées dans ces conditions deviennent
parfois définitives et incurables.

La deuxième forme est l'*albuminurie thyroïdienne des obèses*. Depuis les heureux résultats
obtenus à l'aide du corps thyroïde dans le
myxœdème, beaucoup de médecins ont appliqué
cette médication au traitement de l'obésité.
L'amaigrissement est souvent très rapide. Mais
j'ai constaté quelques cas d'albuminurie qui me
rendent très circonspect dans l'emploi de la médication thyroïdienne.

PHOSPHATURIE. — Parmi les substances minérales qui constituent le corps humain, les phosphates jouent un rôle considérable. La proportion
de ces substances nécessaires à l'édification de
l'organisme est des plus importante pendant la

période de croissance. C'est grâce à elles que se développe le système osseux. Or, pendant toute la période de développement, la nécessité de trouver dans l'alimentation les phosphates nécessaires à la constitution du tissu osseux est si impérieuse que lorsque l'organisme ne trouve pas ces éléments en quantité suffisante dans les aliments, il les emprunte aux tissus formés qui en contiennent. Ce virement des fonds de la nutrition constitue par lui-même une prédisposition morbide, puisque les organes qui cèdent leur matière minérale se trouvent appauvris, et ceux qui sont ainsi constitués le sont d'une manière anormale. Le système nerveux renferme une grande proportion de phosphore, et c'est à lui que le système osseux les emprunte. Ainsi s'expliquent les troubles nerveux qui éclatent pendant la croissance et qui sont souvent le prélude de maladies nerveuses de l'avenir.

Or, dès le jeune âge, on constate de la phosphaturie. Au moment du sevrage le rachitisme en est l'expression la plus objective.

Pendant tout le cours de la croissance on peut observer de la phosphaturie, mais on la rencontre surtout aux époques critiques du développement : au moment de la puberté, pendant les poussées de croissance; toutes les infections et les intoxications du jeune âge en sont l'occasion.

La phosphaturie, quelle que soit son origine, s'accompagne fréquemment d'albuminurie, l'abondance des phosphates étant capable de déterminer une irritation du rein.

Comment traiter cette albuminurie phosphaturique? En combattant la cause de la phosphaturie.

Beaucoup de cliniciens, en présence de l'élimination considérable de phosphates et de la déperdition qui en résulte pour l'organisme, prescrivent une des innombrables préparations de phosphate de chaux. Or, il est démontré par l'expérimentation que tous les phosphates minéraux ne sont pas absorbés et qu'on retrouve dans l'urine et dans les matières fécales une quantité équivalente à celle qui a été absorbée. Par conséquent, ces phosphates ne sont pas fixés par l'organisme, et de plus l'observation clinique montre que l'état du malade ne s'améliore pas sous l'influence de cette médication.

C'est qu'en effet, si l'organisme perd ses phosphates, c'est parce qu'il existe un trouble profond de la nutrition. L'affinité élective du protoplasma cellulaire pour les phosphates est amoindrie. Or tous les troubles chimiques de la nutrition sont sous la dépendance de la fonction trophique du système nerveux. Tout l'effort de la thérapeutique doit donc le viser. Le problème est difficile à résoudre, car on se trouve enfermé dans un cercle vicieux. La phosphaturie dépend d'un trouble du système nerveux, et à son tour elle provoque un affaiblissement du système nerveux en lui enlevant ses principes alimentaires qui assurent son fonctionnement.

L'*albuminurie phosphaturique*, lorsqu'il n'existe pas de lésion rénale brightique, relève du traitement dont les principaux éléments sont les suivants :

1° *Traiter le système nerveux* par le repos absolu, le calme à la campagne, l'hydrothérapie, la balnéothérapie d'abord chaude, puis tiède et froide si le malade la supporte. On évitera au début les exercices qui sont une source de fatigue ; on ne les reprendra que progressivement à mesure que l'état général s'améliorera. Le travail intellectuel sera suspendu.

L'élaboration des aliments remplit une indication des plus importantes.

Le plus souvent il existe des troubles du *chimisme gastrique*. On recommandera l'usage du lait, des œufs, des farineux, des légumes, du fromage frais.

On suspendra l'usage de la viande, et on n'y reviendra que lentement, en permettant au début le poulet, la cervelle, puis le perdreau, le faisan, l'agneau et le mouton; on ne recommandera le bœuf qu'à titre d'exception.

Je sais que ce régime diffère de celui qui est préconisé par beaucoup de cliniciens qui recommandent aux phosphaturiques une nourriture abondante, dans laquelle les viandes saignantes occupent la première place. J'ai été souvent frappé de l'inutilité et du danger de cette médication. Je l'ai abandonnée pour recourir à celle que j'indique, et j'ai obtenu grâce à elle des résultats rapides, et des améliorations que je cherchais en vain à l'aide des « fortifiants ». Le vin, l'alcool, la bière, sont plutôt nuisibles. Plusieurs de mes confrères ont vérifié comme moi les bons effets de la décoction de céréales comme boisson habituelle aux repas.

Bien que cet état de la nutrition dépende surtout de l'hygiène, on peut recourir à quelques médicaments qui, bien surveillés, peuvent rendre de grands services suivant les indications individuelles. Mais il faut que l'estomac soit en état de les bien supporter.

L'*huile de foie de morue* apporte un surcroît d'aliments à la nutrition. Je prescris des doses minimes au début; une cuillerée à café en commençant chaque repas, puis suivant la tolérance de chacun, j'augmente progressivement la dose jusqu'à trois cuillerées à soupe par jour. Mais j'interromps toujours ce traitement pendant deux jours de suite, chaque semaine; on évite ainsi la fatigue qui peut en résulter pour le malade et surtout l'embarras gastrique qu'un usage prolongé peut faire naître. Pendant ces deux jours de repos, je traite systématiquement et préventivement l'estomac en faisant prendre une poudre dans laquelle sont mélangés le bicarbonate de soude, la magnésie, le sous-nitrate de bismuth, le phosphate de chaux tribasique, la craie préparée.

L'*arsenic* favorise la nutrition, et à faibles doses il est bien supporté par les phosphaturiques albuminuriques. On l'emploiera sous forme de liqueur de Pearson ou de liqueur de Fowler ou de granules de Dioscoride. Mais la médication la plus active et la plus efficace, c'est le cacodylate de soude, le cacodylate de strychnine et le phosphate de soude en injections sous-cutanées.

Après avoir administré ces médicaments pendant vingt-cinq jours, on les suspendra, puis après quelques jours de repos, surtout chez les sujets jeunes et anémiques, on prescrira le *fer*. Le nombre des préparations est très grand, et on pourra en choisir une suivant l'état de tolérance si variable à cet égard. Les préparations qui m'ont donné les meilleurs résultats, sont le tartrate ferrico-potassique, le protoxalate de fer, la teinture de mars.

M. A. Robin préconise pour combattre la phosphaturie les *hypophosphates* qui accélèrent les oxydations organiques, et les *glycérophosphates*. Ils sont contre-indiqués, dit-il, chez les phosphaturiques, chez lesquels dominent les phénomènes d'excitation nerveuse; ce sont des médicaments de choix chez les malades déprimés, mais réagissant mal.

Les *inhalations d'oxygène* pratiquées trois ou quatre fois par jour donnent un coup de fouet à la nutrition, et je ne néglige jamais, lorsque cela est possible, de les utiliser. C'est un excellent adjuvant.

CHLOROSE. -- La multiplicité des théories pour expliquer la nature de la chlorose reflète bien l'obscurité qui règne encore sur cette question.

La chlorose possède-t-elle une autonomie pathologique personnelle? dépend-elle d'une insuffisance utéro-ovarienne suivant l'opinion de Charrin, ou bien résulte-t-elle d'un trouble des organes hématopoïétiques, ce qui est actuellement l'opinion la plus répandue?

Suivant la théorie de Virchow, je considère la chlorose comme résultant d'un arrêt de développement du système vasculaire; elle emprunte ses caractères à ce fait qu'elle se produit pendant la croissance, et il me paraît indiscutable que les organes génitaux impriment à l'affection un caractère tout à fait spécial. C'est pourquoi elle n'apparaît que chez les jeunes filles.

La chlorose est une maladie spécifique, mais la spécificité dépend du terrain et nullement de la cause.

Toutes les maladies toxiques et infectieuses peuvent l'engendrer; quelquefois il s'agit de tares acquises, en général elle est l'expression de toxi-infections héréditaires.

Le système vasculaire imprégné de substances toxiques est atteint de sclérose congénitale. Au début de l'existence il suffit à sa tâche. C'est la poussée de croissance amorcée par la puberté qui fait apparaître la tare latente. Dès lors, l'affection devient complexe par suite des troubles organiques digestifs, utéro-ovariens, urinaires, pulmonaires, etc., qui retentissent les uns sur les autres.

L'origine toxi-infectieuse de la chlorose explique la fréquence de l'albuminurie. M. Lancereaux a décrit des néphrites par aplasie artérielle chez les chlorotiques, et M. Dieulafoy, frappé de la prédominance des symptômes de l'insuffisance urinaire chez certaines chlorotiques, a proposé le nom de chloro-brightisme — qui exprime bien la prédominance rénale dans la chlorose.

L'albuminurie des chlorotiques peut donc avoir des causes très diverses; avant d'instituer le traitement, il faut rechercher, lorsque cela est possible, quelle est la maladie originelle dont la chlorose prend le masque.

Souvent il s'agit de la tuberculose, d'autres fois de la syphilis héréditaire; parfois de la scrofule. La clinique a divisé la chlorose en pseudo-chlorose, et en chlorose essentielle. Cette dernière dénomination me paraît applicable aux chloroses dont on ne peut pas reconnaître la cause.

L'albuminurie des chlorotiques est parfois de *l'albuminurie prétuberculeuse*; d'autres fois elle est l'indice d'une néphrite qui évolue en *mal de Bright*..M. Dieulafoy fait observer qu'elle se termine rarement par la mort.

C'est qu'en effet l'albuminurie des chlorotiques est le plus souvent peu abondante; il s'agit d'*albuminurie minima*, suivant Lécorché et Talamon, ou d'*albuminurie intermittente* d'origine gastro-intestinale.

L'hygiène thérapeutique présente cependant des indications spéciales, visant le terrain, la cause, et ces troubles secondaires.

Étant donné que la chlorose emprunte sa phénoménalité à la croissance, on ne favorisera pas le développement de la taille. Le système vasculaire et le sang ne peuvent pas suffire à alimenter l'organisme. Si les éléments cellulaires développés par la croissance deviennent plus nombreux, alors que le développement du système vasculaire ne progresse pas parallèlement, c'est la déchéance fatale.

On emploiera donc le système utilisé avec tant de succès par les éleveurs, qui produisent des races de bœufs en leur donnant une taille déterminée. En donnant, par le choix des aliments, ce qu'on appelle des *rations de précocité*, qui renferment en grande abondance les substances minérales, tels que le phosphore, la chaux, la potasse, ils déterminent une ossification précoce du cartilage de conjugaison. Dès lors les os ne peuvent plus croître en hauteur et la taille reste petite. Dans une communication à l'Académie des sciences, que j'ai faite avec M. Serbanesco, j'ai montré qu'à l'aide des rayons de Röntgen on pouvait être renseigné exactement sur l'état d'ossification du cartilage de conjugaison de la région du genou, et qu'on pouvait, à l'aide de la radiographie, suivre les étapes de cette ossification.

En général, le médecin doit s'efforcer de développer la taille des jeunes sujets, ou du moins de leur donner la taille que leur hérédité comporte. Je ne puis dans cet espace restreint traiter ce sujet sur lequel j'ai déjà fait plusieurs publications, et ce serait sortir de la question des albuminuries. Pour rester cantonné dans le cadre de cet ouvrage j'insiste donc sur ce fait, que les chlorotiques, ne pouvant suffire à la nutrition de leurs organes déjà formés, on doit s'efforcer de ne pas favoriser leur croissance. Cette indication remplie, on traitera en même temps l'albuminurie par le régime lacté. Le lait n'est pas seulement salutaire par son action sur le rein, mais surtout par son influence sur l'estomac et l'intestin. Beaucoup de chlorotiques sont hyperchlorhydriques ; ils ont même quelquefois des ulcères de l'estomac : le lait remplit donc de nombreuses indications.

Lorsque l'état de l'estomac est amélioré, et qu'il devient plus tolérant, on prescrira le fer, l'arsenic, le manganèse.

Les inhalations d'oxygène et l'hydrothérapie compléteront ce traitement.

CHAPITRE II

Albuminuries de causes diverses.

La création du groupe des albuminuries fonctionnelles ne se justifierait que si l'on pouvait
assigner à ces albuminuries des caractères nettement distinctifs des albuminuries par lésion
rénale. Mais, comme pour l'albuminurie physiologique, pas un des caractères indiqués ne résiste
à la critique.

En fait, ce qu'il nous importe de savoir, c'est
que la fréquence de l'albuminurie est telle qu'il
est impossible d'attacher à ce symptôme aucune
valeur pronostique propre; c'est que l'existence
de l'albuminurie est compatible pendant longtemps avec les apparences de la santé; c'est
qu'un symptôme aussi commun ne peut être mis
en valeur que par les conditions extrinsèques qui
le provoquent, l'accompagnent ou le compliquent

et que c'est à ces conditions surtout qu'il nous faut demander les éléments d'appréciation qui serviront à en établir le pronostic immédiat ou éloigné.

Pour M. le professeur Teissier, il est important de maintenir la grande classe des albuminuries fonctionnelles parce que cliniquement elles ne paraissent pas discutables. Quant aux modifications anatomiques, M. Teissier ne les nie pas, mais il les considère comme hypothétiques, aucune autopsie n'en ayant démontré la réalité ou la nature.

Il est certain que dans l'état actuel de la question il est difficile de dégager une formule précise, au milieu des théories contradictoires émises par des cliniciens si distingués. Et cependant le médecin appelé à donner des conseils est embarrassé, car l'hygiène thérapeutique résulte, en somme, de l'idée doctrinale.

Je n'impose pas à ces albuminuriques l'hygiène des brightiques et pourtant je conserve un doute sur l'état d'intégrité de leur filtre rénal. Je considère que ces sujets ne sont pas normaux, et si dans les conditions habituelles de l'existence, l'albuminurie n'est pas une maladie, j'estime qu'en cas d'affection aiguë, ou lors de l'apparition d'un état morbide chronique, cette albuminurie, muette pendant de longues années, peut devenir un facteur de gravité et assombrir le pronostic. Ces albuminuriques doivent donc être toujours surveillés, je dirai même qu'ils doivent être traités, car on doit s'efforcer de faire disparaître cette menace.

Toutes ces considérations s'appliquent à l'albuminurie liée au fonctionnement de l'appareil digestif.

A. *Albuminuries digestives*. — Le fait que le malade affirme que ses fonctions digestives s'accomplissent normalement n'a pour moi aucune valeur. Les troubles gastriques qui se traduisent par les douleurs gastriques, les vomissements, les regurgitations, le gonflement de la région épigastrique sont l'exception. Les gastropathies sont excessivement répandues; elles peuvent persister pendant de longues années, sans se traduire par aucun symptôme gastrique. Les manifestations larvées de la dyspepsie sont innombrables. La moindre irritation de la muqueuse gastrique se traduit par des réflexes les plus variés, vertiges, migraine, névralgies, dyspnée, palpitations, toux, etc. Or, pour que ces symptômes se produisent, il suffit d'une modification légère du chimisme gastro-intestinal.

Dans maintes circonstances, c'est par la présence de l'albumine dans l'urine que j'ai été amené au diagnostic de gastropathie, alors qu'*a priori* aucun signe n'appelait mon attention de ce côté.

L'albuminurie dyspeptique se présente dans les conditions les plus variées. Elle est souvent intermittente. Pour certains cliniciens ce serait même un de ses caractères distinctifs. Or, le fait d'être cyclique et intermittente me paraît attribuable au fait de la régularité des heures des repas. Il suffit de changer l'heure des repas pour que l'heure de l'apparition de l'albumine se modifie.

Dans quelques cas l'intermittence liée aux repas est nette. C'est-à-dire que le matin ou avant le repas, l'urine ne renferme pas trace d'albumine. Aussitôt après le repas, elle devient abondante. Mais le plus souvent il n'y a pas absence totale d'albumine, mais simplement une grande diminution. L'albumine est en quantité minime, elle n'est décelable que par des réactifs très sensibles ; elle augmente immédiatement après le repas.

En général, certaines autres conditions ont une influence marquée sur l'albumine, tels sont

les stations debout, la marche, l'exercice musculaire, les excitations cutanées.

Souvent l'albuminurie ne se manifeste qu'à
l'occasion de certains aliments : tels sont les
fromages, les pâtisseries, les œufs.

Enfin il y a des individus chez lesquels l'albuminurie apparaît dès qu'ils font pénétrer le
moindre aliment dans leur estomac, fût-ce du
lait; ils deviennent albuminuriques à table.

On a invoqué de nombreux facteurs pathogéniques pour expliquer ces faits; ceux qui me
paraissent avoir une influence prépondérante
sont : 1° les troubles du chimisme gastrique qui
élabore d'une façon anormale les substances albuminoïdes; 2° la production dans les voies digestives de produits solubles anormaux qui, agissant
comme de véritables poisons, déterminent une
néphrite toxique d'élimination; 3° des phénomènes réflexes qui, agissant sur les vaisseaux
abdominaux en relation avec le plexus solaire,
produisent des modifications dans la pression et
la vitesse du sang dans les vaisseaux du rein.

Enfin, je réunis sous la même rubrique pathogénique l'estomac, l'intestin et le foie.

Comme facteurs de l'albuminurie, ils me paraissent indissolublement liés. Si bien qu'il est

impossible de relever la part attribuable à chacun de ces organes.

On conçoit aisément, avec les données de la pathologie générale actuelle, le rôle du chimisme gastro-intestinal, bien qu'on ne soit pas encore parvenu à dissocier les substances résultant des fermentations digestives.

Qu'il s'agisse de phénol, d'indol, de scatol, ou autres produits de la flore coli-bacillaire intestinale et de ses associés, cela importe peu ; le fait dominant c'est que dans certaines conditions les poisons intestinaux, non détruits par le foie, sont éliminés par le rein et l'irritent au passage. C'est qu'avant de produire des lésions ces produits anormaux troublent les fonctions du foie et déterminent ces hypertrophies du foie indiquées par M. Bouchard, puis étudiées par Hanot et par Boix.

Par conséquent, dyspepsie gastro-intestinale, congestion du foie et albuminurie sont dans quelques cas les étapes d'un même processus morbide, et c'est par ce mécanisme latent que bien des gens soi-disant bien portants, sont des albuminuriques.

Si j'insiste quelque peu sur cette pathogénie, c'est parce que c'est elle qui doit dicter l'hygiène thérapeutique de ces albuminuriques dyspeptiques.

En présence de ces cas, il convient d'en établir le diagnostic avec précision, ce qui est souvent malaisé, puisque ces malades et leur entourage vous affirment qu'ils se portent très bien.

Puis le régime a une grande importance; en faisant une analyse d'urine après chaque espèce d'aliment, on apprendra pour chaque malade quels sont les aliments qui provoquent l'albuminurie, ceux qui l'augmentent, ceux qui sont sans influence sur sa production.

Est-il utile de mettre ces malades au lait? Cela dépend absolument de leur chimisme gastrique. Si ces malades sont hyperchlorhydriques, ce qui est rare, le lait leur sera utile. Mais s'ils sont hypopeptiques, le lait peut produire des fermentations qui augmentent les troubles gastriques et élèvent les proportions d'albuminurie; de même les malades qui prennent à la fois de grandes quantités de lait, contractent des dilatations de l'estomac, qui ont également une influence funeste sur l'albuminurie. Aussi M. Teissier repousse-t-il le lait dans ces cas.

Cependant j'ai observé quelques malades chez

lesquels le lait m'a donné de bons résultats, administré en petites quantités, avec précaution et en tâtonnant, pour rechercher la tolérance indivi-. duelle, le sujet étant au lit, pour faire disparaître l'influence de la station et des exercices. L'état de l'estomac s'améliore et l'albumine disparaît. En faisant de la sorte table rase des conditions qui peuvent produire l'albumine, il est aisé de se rendre compte des causes et des aliments capables de provoquer l'albuminurie.

Cette notion est capitale : car les causes étant connues, il est en général aisé de les écarter.

Ce premier point acquis, et la dyspepsie étant dépistée, il faut traiter le chimisme gastro-intestinal; dès lors il s'agit d'utiliser judicieusement les substances capables de modifier le processus gastro-intestinal : bicarbonate de soude, magnésie, craie préparée, charbon de Belloc. On veillera avec soin à lutter contre la constipation, qui est une cause d'auto-intoxication permanente. Les lavages intestinaux remplissent cette indication en faisant marcher de pair l'alimentation par les végétaux, surtout par les légumes verts, et l'usage des laxatifs. La congestion du foie sera combattue par le calomel donné à doses extrêmement petites (2 à 3 centigrammes par

jour), par les sels de Carlsbad. Enfin les albuminuriques dont l'albumine semble en rapport avec
un réflexe d'origine gastrique sont souvent des
névropathes aux réactions vaso-motrices vives;
ils seront traités avec avantage par la valériane,
les bromures, l'opium, la belladone, les bains
tièdes et les douches chaudes spinales, à température constante et à faible pression.

En résumé, les albuminuriques dont l'albuminurie est liée aux troubles de l'appareil digestif
doivent être surveillés et traités. On peut les
guérir. Le plus souvent ils ne sont pas gravement atteints. Cependant chez les arthritiques,
cette néphrite toxique alimentaire, intermittente
et passagère peut être le prélude d'une altération rénale progressive et profonde aboutissant
à la néphrite interstitielle.

Enfin, Potain a démontré que l'albuminurie
pouvait survenir à la suite d'un réflexe gastrique
déterminant de la dyspnée et de la dilatation
cardiaque des cavités droites; ces faits rentrent
dans la catégorie des albuminuries du rein cardiaque.

B. *Albuminuries dans les maladies du cœur.* —
On peut considérer au point de vue physiologique que le rein est un organe qui fait partie

du système vasculaire. Par conséquent, toute lésion généralisée de ce système frappe le rein en même temps et au même titre. Ainsi s'explique que l'artério-sclérose détermine des vascularites chroniques atteignant le cœur et le rein. La myocardite interstitielle et la néphrite interstitielle sont deux lésions connexes. Mais après l'action de cette première cause d'ordre général surviennent les actions réciproques de ces deux organes : le cœur en se laissant dilater diminue la pression et la vitesse du sang. Cette pathogénie a été étudiée dans un chapitre précédent. Mais d'autre part la lésion rénale, par une voie réflexe, dont l'intoxication par insuffisance de la dépuration urinaire semble être le trait d'union, retentit sur le cœur et y détermine des lésions qui se traduisent par le bruit de galop.

Dès lors la pathogénie devient si complexe, qu'il est impossible de démêler les actions réciproques. Toujours est-il que le cœur qui se laisse atteindre par la dilatation permanente s'accompagne d'albuminurie.

Quelle hygiène prescrire à ces malades?

Tout d'abord le repos, puis le régime lacté; lors des premières atteintes la digitale fait merveille, elle fait disparaître l'œdème, l'essoufflement, diminue le volume du cœur en lui rendant son énergie et augmente la diurèse.

C'est dans ces cas qu'on constate une amélioration rapide par l'emploi simultané des injections sous-cutanées de sérum de Trunececk — et de l'électricité statique.

A l'aide d'une hygiène suivie scrupuleusement, l'albuminurie peut disparaître complètement, lorsqu'il s'agit d'une asystolie passagère. Dans les cas de cardiopathie confirmée, l'albuminurie ne réclame pas d'indication thérapeutique spéciale, c'est la maladie de cœur qu'il convient de traiter.

C. *Albuminuries dans les maladies nerveuses.* — L'albuminurie peut apparaître dans le cours des maladies nerveuses, mais ce n'est pas un symptôme habituel. Le rôle du système nerveux a été mis hors de doute par l'expérience de Claude Bernard qui consiste à léser le plancher du quatrième ventricule. La polyurie et la glycosurie se montrent en même temps que l'albuminurie. Cependant celle-ci peut exister seule. Étant donné ce centre de l'albuminurie, on s'explique aisément que toutes les lésions médullaires ascendantes qui intéressent le bulbe puissent s'accompagner d'albuminurie ; de même les lésions cérébrales, surtout celles qui déterminent des scléroses descendantes. Toutes les affections bulbaires, résultant de tumeurs, d'embolies, de ramollissement peuvent présenter ce syndrome. D'autre part, de simples troubles circulatoires, ischémiques ou congestifs, comme ceux qui se produisent dans l'épilepsie, l'hystérie, le délirium tremens, et toutes les affections à symptômes convulsifs, s'accompagnent d'albuminurie.

Ces formes d'*albuminuries sont liées à des lésions* ou à des troubles du *système nerveux central.*

Mais les *troubles du grand sympathique* peuvent être une cause d'albuminurie, à type intermittent. C'est du moins l'avis de M. Marie, qui, rapportant l'observation d'un malade qui présentait des accès spontanés d'albuminurie sous l'influence de l'orage, le considérait comme atteint d'une sorte de *migraine rénale,* qu'il guérissait en donnant au début de l'accès trois grammes d'antipyrine.

Les excitations du *système nerveux périphérique* peuvent provoquer l'albuminurie. Aussi l'observe-t-on après l'action du froid, des brûlures, des dermatoses, et des frictions énergiques sur la surface de la peau.

Quant à la *neurasthénie*, diagnostic qu'on applique aujourd'hui à tant d'êtres souffrants, s'accompagne-t-elle d'albuminurie? La plupart des ouvrages récents sur la neurasthénie ne signalent même pas l'albuminurie. Et cependant j'ai observé plusieurs cas de neurasthénie avec albuminurie, et je ne pense pas avoir rencontré des cas très exceptionnels. En effet M. Marie s'exprime ainsi :

« En présence d'un cas de neurasthénie dont la cause ne nous apparaît pas nettement, nous avons l'obligation de rechercher la présence de l'albuminurie. »

D'ailleurs la clinique nous présente la question sous deux faces différentes : tantôt c'est l'albuminurie qui est le premier symptôme, tantôt elle apparaît dans le cours de la neurasthénie.

La découverte de l'albuminurie peut être une cause de neurasthénie chez les individus dont le système nerveux est anormalement excitable.

Ces cas sont graves, car même lorsqu'on réussit à faire disparaître l'albumine, la neurasthénie à forme hypocondriaque peut persister par la crainte où se trouve le malade de voir son albumine reparaître. Mais inversement l'albuminurie est fréquente dans le cours de la neurasthénie de cause quelconque. Car la neurasthénie n'est pas une maladie, c'est un syndrome caractérisé par une débilité du système nerveux dont toutes les manifestations oscillent entre la dépression et l'excitation. La neurasthénie est comme un carrefour, où s'entre-croisent les agents pathogènes les plus variés, qui troublent l'équilibre de la statique nerveuse. La neurasthénie n'est donc pas plus une maladie que l'albuminurie, et de même que le diagnostic d'albuminurie ne signifie rien tant qu'on n'y ajoute pas les causes, de même la neurasthénie reste une formule indécise, si l'on n'y joint pas le nom de l'agent provocateur, ainsi que la variété des signes cliniques qui prédominent.

Le neurasthénique peut être un brightique; mais le plus souvent il est atteint d'une albuminurie sans danger; en général elle dépend de troubles gastro-intestinaux, dont on connaît le pouvoir omnipotent dans les manifestations neurasthéniques.

L'hygiène de ces malades comprend plusieurs facteurs. D'abord on traitera l'estomac, l'intestin et le foie, puis, suivant la prédominance des symptômes et les modes de réactions individuelles, on calmera ces malades par le bromure de strontium, le bromure de camphre, le bromure d'ammonium, la valériane, le lupulin, les bains tièdes. Aux déprimés on conseillera l'exercice progressif, l'hydrothérapie, l'électricité, les frictions sèches, les injections sous-cutanées de sérum artificiel, les inhalations d'oxygène ; comme médicaments, quand l'estomac sera en bon état, on prescrira, suivant les indications, le fer, l'arsenic, la noix vomique, le quinquina, les glycérophosphates, la décoction de céréales.

D. *Albuminurie dans la grossesse.* — Le fait d'être albuminurique n'empêche pas de devenir enceinte, et l'albuminurie de la grossesse ne mériterait pas une description spéciale, si la grossesse n'était par elle-même un facteur de gravité dans le pronostic d'une néphrite quelconque.

De même que la grossesse détermine de la stéatose des cellules hépatiques, de même elle produit une infiltration graisseuse de l'épithélium des tubuli du rein. C'est là un fait physiologique qui ne devient un agent provocateur de néphrite que lorsqu'il se produit sur un foie et des reins déjà malades.

D'autre part l'état gravide de l'utérus actionne des réflexes qui, agissant sur un système nerveux rendu hyperexcitable par les troubles si fréquents de la grossesse, favorise le développement des phénomènes nerveux qui caractérisent l'attaque d'éclampsie. En faisant intervenir la compression des uretères et les troubles dans la circulation du rein, on attribue une juste part aux phénomènes mécaniques dans cette pathogénie complexe. Quant au rôle de l'infection et de l'auto-intoxication, on peut les faire entrer en ligne sans crainte d'être démenti, puisqu'ils sont la clef de voûte de la pathologie générale actuelle, mais la démonstration expérimentale leur manque. L'albuminurie peut se présenter chez les femmes enceintes dans deux formes :

1° Une femme atteinte de néphrite antérieure devient enceinte;

2° Une femme devient albuminurique pendant la grossesse.

Quand les femmes albuminuriques échappent aux dangers de l'éclampsie, l'albuminurie peut disparaître s'il s'agit d'une néphrite curable; mais souvent l'albumine revient à l'occasion des grossesses suivantes. Les femmes doivent d'ailleurs toujours être surveillées, car plus tard dans le cours de l'existence on peut voir évoluer le mal de Bright.

Les albuminuries qui guérissent sont vraisemblablement celles qui dépendent de l'élaboration alimentaire. Il n'est pour ainsi dire pas de grossesse qui ne s'accompagne de troubles de l'appareil digestif; quant aux modifications du foie elles sont constantes. Bouffe de Saint-Blaise a même démontré qu'on rencontrait des lésions importantes dans le foie des éclamptiques, et ici encore nous retrouvons le rôle capital du foie, dans le pronostic de l'albuminurie.

L'hygiène thérapeutique de ces accidents redoutables est en général toute-puissante. Elle suffit à enrayer le mal et à empêcher l'éclampsie. Aussi l'urine doit-elle être fréquemment examinée dans le cours de la grossesse. Négliger cette précaution, c'est exposer une femme à de graves dangers. L'albumine reconnue, le traitement se résume en deux formules : le *régime lacté* et le *repos*.

Le régime lacté diminuera et souvent fera disparaître l'albuminurie; on permettra alors à la femme de reprendre des aliments, car il ne faut pas perdre de vue qu'elle doit se nourrir pour deux. En tout cas il est prudent pendant les dernières semaines de la gestation de prescrire à nouveau le régime lacté.

On ajoutera à cette médication fondamentale d'autres conseils utiles. On emploiera les *purga-*

tifs avec modération; les *inhalations d'oxygène* seront des plus salutaires; on agira sur la surface cutanée par des *frictions sèches* avec un gant de flanelle, et par des *bains tièdes*.

Quand les accidents apparaissent, il convient d'agir avec décision en employant des moyens actifs et énergiques. Ce sont :

La *saignée* de 300 à 500 gr., des applications locales dans la région lombaire de *ventouses scarifiées*.

L'*anesthésie*, que l'on obtiendra par l'action combinée du chloral et des inhalations de chloroforme. On donnera le *chloral* surtout en lavement et à fortes doses, jusqu'à 10 gr. en 24 heures. Le chloroforme devra être donné suivant les circonstances, pour maintenir le malade dans le calme.

Enfin il faudra chercher à obtenir la *déplétion utérine* aussi promptement que possible, mais sans avoir recours à des moyens violents. Si le travail n'est pas déclaré, on attendra, à moins d'indications spéciales, que les contractions surviennent spontanément. On ne fera qu'exceptionnellement l'accouchement forcé.

Aussitôt que la dilatation est complète, il n'y a pas à hésiter à terminer l'accouchement, soit par le forceps, soit par la version et l'extraction. La délivrance sera également activée dans les limites prescrites par la prudence.

E. *Albuminuries dans les maladies des voies urinaires.* — Je serai bref sur le côté chirurgical de cette question qui confine à la pathologie interne sur plusieurs points. Les inflammations de la muqueuse des voies urinaires se traduisent en dehors des signes fonctionnels et physiques par des modifications importantes de l'urine, qui renferme du mucus, du pus et du sang. L'origine de l'albumine est le plus souvent bien difficile à reconnaître; cependant l'abondance de l'albumine dans une urine qui renferme peu de pus est une présomption pour l'existence d'une néphrite concomitante.

Mais il n'est pas rare qu'une néphrite chronique soit la conséquence d'une infection urétro-vésicale. Il s'agit dans ce cas d'un processus ascendant dont la blennorragie est en général la préface; le rétrécissement du canal de l'urètre, l'hypertrophie de la prostate, la cystite, peuvent également être la cause de ces albuminuries.

M. Guyon a démontré que tout individu qui vide mal sa vessie devient par irritation rénale un polyurique, et inversement certaines circonstances ralentissent la circulation rénale et dimi-

nuent l'excrétion urinaire. M. Bouchard a reconnu, il y a longtemps, la possibilité pour les
microbes qui ont pénétré dans la vessie de remon-
ter vers le rein et d'y déterminer des néphrites.

Nous savons aujourd'hui que les microbes
véhiculés par le sang peuvent être éliminés au
niveau du glomérule. Si la pyélo-néphrite ascendante est indiscutable, d'autres circonstances
peuvent réaliser le même processus. On sait que
quelques auteurs, s'appuyant sur ce fait, considèrent le mal de Bright comme déterminé par
des microbes différents. S'agit-il d'une action
provoquée par les microbes ou par leurs toxines?
C'est là un fait qui reste à démontrer.

L'hygiène thérapeutique de ces formes d'albuminuries prête à quelques indications pratiques
importantes. Tout d'abord on peut les éviter,
puisque c'est à la faveur de l'infection gonococcique que s'établit ultérieurement l'albuminurie.

L'albuminurie est un symptôme fréquent dans
la blennorragie. Elle peut être la conséquence
de l'infection gonococcique généralisée, ou d'une
pyélo-néphrite ascendante; elle est souvent provoquée par les balsamiques prescrits comme agents
thérapeutiques.

Par conséquent, dès le début, pendant la période aiguë de la blennorragie, l'albuminurie peut être l'effet de facteurs pathogènes multiples.

On peut donc devenir brightique à la suite d'une blennorragie.

Si j'insiste sur cette cause, c'est parce qu'elle comporte des mesures de précaution qui peuvent éviter cette complication de la blennorragie, si lointaine que le plus souvent le malade a presque perdu le souvenir de cette origine.

Étant donnée l'influence néfaste de cette infection urétrale, on traitera énergiquement et rapidement tout malade atteint d'un écoulement urétral.

F. *Albuminuries de croissance.* — C'est sous ce titre qu'un certain nombre de cliniciens anglais, Gull, Moxon, Morley, Rooke, Dukes, ont décrit une forme d'albuminurie qu'on observe pendant la période de développement et qu'ils attribuent à la croissance.

La croissance est un phénomène physiologique caractérisé par la pénétration dans les éléments anatomiques des substances provenant de l'alimentation, et par les multiplications cellulaires. Elle ne saurait par elle-même être une cause de maladie. Quelle est la manière d'être de la nutrition pendant la période de développement, époque où l'assimilation prédomine sur la désassimilation ?

Pendant les périodes actives de la croissance, *au moment des poussées de croissance, les mutations nutritives sont portées à leur maximum d'intensité.* Le travail d'édification de l'organisme exige de la part de tous les organes un surcroît de travail tel qu'il n'en fournit à aucune autre époque de la vie. L'estomac et les organes digestifs n'ont pas seulement à pourvoir à la ration d'entretien ; ils doivent élaborer les substances qui constituent les matériaux de construction du corps humain. Au cœur et à l'appareil vasculaire est dévolu un travail supplémentaire pour répartir tous ces éléments de la nutrition. *Il en résulte pour le rein un surcroît de fonctionnement en rapport avec cette dynamique de développement.* Mais cela ne constitue pas une cause de maladie, car tous ces organes sont adaptés à cette physiologie. Les éléments anatomiques qui les constituent sont jeunes, c'est-à-dire qu'ils possèdent des propriétés biologiques caractérisant la vitalité propre aux substances qui participent à la structure des organismes au début de leur évolution.

Je me suis efforcé d'établir que cet état correspondait à la prédominance des matières organiques sur l'élément minéral; celui-ci s'accroît avec les progrès de l'âge, moins par le fait de l'évolution que par celui des intoxications inséparables de la vie; il en résulte une minéralisation progressive qui se traduit par la transformation calcaire et la sclérose qui altèrent les tissus en restreignant d'autant plus leur vitalité qu'ils sont plus fortement minéralisés.

L'artério-sclérose et la néphrite interstitielle sont l'aboutissant de cette évolution.

La croissance n'est donc pas une cause de maladies par elle-même. Mais elle peut jouer un rôle important comme « agent provocateur » et en cela les cliniciens ont judicieusement interprété les faits qu'ils ont observés.

On conçoit aisément que toute tare héréditaire, portant sur les organes, et toutes les tares acquises qui ont pu dans le jeune âge léser le rein, mettent cet organe dans un état d'infériorité qui reste latent pour n'apparaître que lorsqu'il est obligé de faire un effort. Or les poussées de croissance imposent brusquement un surcroît de fonctionnement que l'organisme préalablement altéré n'est pas en état de fournir.

Son insuffisance d'adaptation fonctionnelle se trahit alors par des troubles, dont l'albuminurie peut être l'expression objective.

Ces prémisses sont applicables à toutes les néphrites qui surviennent pendant le développement. Mais à côté de cette pathologie générale de la croissance il est indispensable de s'établir sur le terrain de la clinique. C'est par elle seule qu'il est possible, suivant les causes, d'établir des formes impliquant une hygiène thérapeutique spéciale à chacune d'elles.

1° L'ALBUMINURIE DES NOUVEAU-NÉS est fréquente ; on l'attribue à la présence d'infarctus uratiques que l'on rencontre si souvent dans les premiers mois de la vie. Parrot a décrit une lésion caractérisée par l'infiltration des tubes urinifères par des globules rouges plus ou moins altérés. Pour Ribbert elle résulterait du développement encore incomplet de la couche épithéliale qui doit recouvrir le bouquet vasculaire. Suivant Lécorché et Talamon, elle reconnaît le mécanisme des albuminuries par troubles vasculaires, par stase veineuse et la fréquence s'explique par la fréquence même de ces troubles de la circulation veineuse chez les nouveau-nés bien étudiés par Parrot et Hutinel.

Pour le traitement de cette albuminurie, il me paraît superflu de recommander le régime lacté.

2° ALBUMINURIES HÉRÉDITAIRES. — Rayer et Charcot considéraient les néphrites comme héréditaires. Et en effet les observations de plusieurs enfants issus de parents brightiques succombant à l'albuminurie ne sont pas rares. Heubner, Lécorché et Talamon, Arnozan, Dickinson, en ont rapporté des exemples. Comme dans toute question d'hérédité, le mode d'action de l'influence ancestrale est discutable.

Mais ce que l'hérédité importe c'est la modalité chimique cellulaire, à laquelle sont inhérentes les réactions vitales individuelles. Or à ces propriétés biologiques correspond une physiologie spéciale dont le mécanisme résulte des affinités électives particulières à telle ou telle substance chimique. C'est cet état de la matière organisée qui constitue la prédisposition héréditaire. On conçoit par avance qu'un jour dans l'existence, quand telle toxine viendra imprégner l'épithélium rénal, celui-ci, au lieu de l'éliminer, la retiendra en faisant une combinaison entre elle et sa substance. Dès lors sa physiologie sera modifiée en même temps que sa structure ; il en

résultera une lésion qui se traduira par l'albuminurie.

Ainsi donc l'albuminurie n'est pas héréditaire,
en ce sens qu'un individu brightique ne donne
pas naissance à des enfants atteints du mal de
Bright.

L'hérédité ne transmet qu'une prédisposition
qu'il est important de connaître, puisque cette
notion peut servir de base au traitement prophylactique.

On traitera avec infiniment de précaution les
maladies aiguës qui s'accompagnent d'albuminurie, surtout la scarlatine. On recommandera à
ces prédisposés de s'alimenter particulièrement
avec des végétaux et de s'abstenir de boissons
renfermant de l'alcool, qui pourraient dans l'âge
adulte, avec la sclérose artérielle, ramener la
localisation rénale paternelle.

3° ALBUMINURIES TOXIQUES. — En dépouillant mes
observations, j'ai été amené à considérer que
certaines albuminuries de croissance devaient
être rangées dans la catégorie des néphrites
toxiques ; il s'agit d'enfants devenus de bonne
heure albuminuriques. Mais ces albuminuries
étaient curables. Ces enfants en général pâles,
anémiques, nonchalants, guérissaient quand on

les envoyait à la campagne, en les mettant au collège, bref en les faisant changer de milieu. On peut certes invoquer dans ces cas la tare originelle héréditaire; mais ces faits sont également susceptibles d'une autre interprétation dont je ne me dissimule pas le caractère hypothétique.

On sait avec quelle fréquence et comment par des aliments tout à fait insoupçonnés le plomb pénètre dans notre organisme. On le trouve dans le pain, le beurre, les conserves, le chocolat, le fromage, le vin, la bière et surtout dans l'eau. M. A. Gautier a démontré le danger du séjour de l'eau potable au contact des tuyaux et des réservoirs. MM. Lécorché et Talamon font observer que si la dose du métal dissous est trop faible pour amener des signes d'empoisonnement, rien ne prouve que l'usage continué pendant des années d'une eau contenant des traces de plomb ne puisse altérer d'une manière lente le filtre rénal. Mais auparavant cette albuminurie est transitoire ou intermittente, et suivant M. Talamon elle est surtout fréquente chez les sujets pendant la période active de la croissance, entre quinze et vingt ans.

Les enfants dont les cellules sont le siège de

mutations nutritives intenses qui accompagnent la croissance n'étant pas encore profondément intoxiqués se débarrassent rapidement de leur poison et guérissent. En changeant de résidence ils se trouvent soustraits à leurs intoxications alimentaires. Lorsqu'on constate ces troubles, on incrimine la croissance; elle a peut-être sa part dans la facilité de la guérison; en réalité c'est le plomb ou toute autre substance toxique absorbée qui en est cause.

4° ALBUMINURIE CYCLIQUE DES ENFANTS ARTHRITIQUES. — M. le professeur Teissier a décrit cette forme d'albuminurie à type diurne qu'il a observée chez des sujets de huit à seize ans, enfants d'arthritiques, de neurasthéniques, appartenant à la classe aisée. On la rencontre également chez les enfants de rhumatisants, de goutteux. M. Teissier a observé des faits dans lesquels tous les enfants d'une même famille, au nombre de cinq ou six, étaient albuminuriques en même temps. Il insiste sur la bénignité du pronostic, car sur 28 albuminuriques 4 seulement ont un retour de l'albuminurie.

Cette variété d'albuminurie est précédée d'élimination exagérée de matières colorantes et suivie d'uraturie et d'azoturie et accompagnée

d'une augmentation constante de la toxicité urinaire et d'un abaissement momentané de la
pression artérielle. Ces sujets uricémiques sont
des candidats à la goutte.

Pour l'interprétation des faits plusieurs hypothèses ont été émises.

M. Teissier attribue au foie le rôle prépondérant, en considérant la suractivité fonctionnelle
de cet organe chez les goutteux et leurs descen-
dants.

M. Talamon, qui appelle cette forme *albuminurie prégoutteuse*, pense qu'elle relève d'une
lésion rénale peu étendue ou fonctionnellement
compensée; de là son pronostic bénin. Pour
M. Arnozan il s'agit d'un catarrhe spécifique se
traduisant par l'élimination d'une nucléo-albu-
mine. C'est qu'en effet il a constaté que dans
quelques cas l'albumine répondait à la période
de toxicité maxima de l'urine.

Il me semble que dans ces essais de pathogénie, si l'on attribue une action prépondérante
au terrain goutteux, on n'envisage pas suffisamment le fait que tous les observateurs ont cependant signalé — c'est que cette albuminurie appa-
raissait surtout pendant la période de croissance.
Or les poussées de croissance exigent un surcroît

d'apport dans les matériaux de la nutrition, qui se trouvent accrus proportionnellement à la dynamique de la nutrition. Or au lieu de présenter l'élaboration cellulaire normale, l'enfant de goutteux révèle à cette occasion le ralentissement de sa nutrition, qui se traduit par des produits de désassimilation toxique dont le degré de toxicité urinaire, l'azoturie, et l'uraturie, sont l'expression objective. En même temps le foie goutteux vient ajouter son action dans cette pathogénie complexe.

Il s'agirait donc d'une albuminurie provoquée, par l'intensité de la nutrition actionnée par la croissance et évoluant sur un terrain à nutrition héréditairement ralentie. Cette considération pathogénique implique une hygiène thérapeutique visant plusieurs facteurs.

Le régime lacté et le repos font en général disparaître l'albumine, en réduisant au minimum les causes d'auto-intoxication, mais ils ne sauraient être prescrits au delà de quelques jours, car on ne doit pas perdre de vue qu'il s'agit d'un organisme auquel il convient de donner non seulement sa ration d'entretien, mais encore sa ration de croissance. Tout en écartant du régime alimentaire les substances nuisibles dans la diathèse goutteuse, on insistera sur les œufs, les viandes blanches ou gélatineuses, le jambon, l'agneau, le mouton. Les légumes féculents et les légumes verts herbacés compléteront les repas. Comme boisson on recommandera l'eau, le lait, les décoctions de céréales.

5° ALBUMINURIE PRÉTUBERCULEUSE. — Cette forme d'albuminurie également décrite par M. Teissier ne mériterait pas de figurer ici, si elle ne s'observait pas fréquemment à la fin de la période de croissance, pouvant prêter à un diagnostic erroné, et à un pronostic trop bénin, en raison du qualificatif d'albuminurie de croissance qu'on pourrait lui appliquer. Il s'agit de jeunes gens ayant souvent une hérédité tuberculeuse, mais ne présentant encore aucun signe physique de tuberculose confirmée. Cette albuminurie est habituellement intermittente, à prédominance matinale au réveil.

M. Talamon considère cette albuminurie comme l'analogue de ces pseudo-chloroses, ou de ces anémies prétuberculeuses.

Pour M. Teissier il s'agirait d'une action irritante de la tuberculine sur le rein.

Quant au traitement, il recommande de combattre surtout l'état constitutionnel; il ne faudrait pas, dit-il, que sous prétexte de ménager les organes de dépuration, on s'exposât à laisser les troubles constitutionnels continuer leurs ravages. C'est à l'usage dominant des matières grasses qu'il faut avoir recours.

6° ALBUMINURIES PAR APLASIE ARTÉRIELLE. — C'est sous cette dénomination que Lancereaux a signalé des cas d'albuminuries dépendant d'une néphrite qui résulterait du rétrécissement des artères rénales et du système artériel en général. Cette forme d'albuminurie est liée à la croissance non seulement parce qu'elle apparaît à l'époque de la puberté, mais encore par ce fait qu'elle se traduit par des troubles de croissance, qui donnent aux malades les caractères de l'infantilisme. Beneke ayant mesuré le calibre des vaisseaux, qui est proportionnellement plus large pendant la croissance que chez l'adulte, considérait que le développement des vaisseaux actionne la croissance.

Et en effet lorsque le système artériel est, pour une raison quelconque, entravé dans son développement, la croissance de l'individu se trouve ralentie ou arrêtée. Lancereaux fait remarquer que ces malades sont peu développés et présentent en même temps un défaut d'accroissement des organes génitaux et du système pileux.

Cette albuminurie emporte souvent les malades vers l'âge de quinze ou seize ans; quelquefois ils peuvent vivre jusqu'à vingt-cinq ou trente ans.

Le cœur est en général hypertrophié et présente parfois un bruit de galop. Cette albuminurie, en général permanente et d'abondance moyenne, s'accompagne d'une décoloration des téguments, d'anémie et d'œdèmes.

L'aplasie artérielle, une fois constituée, dit M. Lancereaux, est une affection incurable qui se termine par l'urémie. On peut retarder l'évolution fatale de la maladie en prescrivant l'iode et les iodures, et en astreignant les malades à un régime sévère, dans lequel le lait doit occuper une place prépondérante.

7° ALBUMINURIE DE LA PUBERTÉ CHEZ LES CHLORO- TIQUES. — Sous le nom de chloro-brightisme M. le Professeur Dieulafoy a décrit une néphrite avec ou sans albuminurie, qui apparaît au moment de la poussée de croissance qui accompagne la puberté chez les jeunes filles.

Gubler avait déjà signalé cet état composé de chlorose et d'albuminurie qu'il considérait comme pouvant aboutir à la maladie de Bright.

D'après Hanot, « dans la chlorose le travail de la nutrition intime est troublé et accumule dans l'organisme des produits de désassimilation incomplètement oxydés, qui éliminés par les reins finissent parfois par produire une néphrite épithéliale ».

M. Chatin a démontré que la toxicité urinaire était bien au-dessous de la toxicité normale.

M. Labadie-Lagrave, dans une très intéressante clinique sur le chloro-brightisme, démontre que le rein est à la hauteur de sa tâche tant qu'il ne doit pourvoir qu'à l'élimination de la petite quantité de produits de désassimilation cellulaire dont est capable cet organisme.

Car il considère la chlorose comme une *insuffisance organique*. Or l'équilibre se trouvera rompu lorsque surviendra une circonstance qui exige un surcroît d'activité, même d'un organisme normal. Ainsi peuvent agir une infection, une résorption de poisons intestinaux un peu plus prononcée que de coutume.

Cette théorie de l'intoxication vient d'apparaître sous une forme originale dans les recherches de Charrin, qui, s'appuyant sur l'arrêt de développement utéro-ovarien, considère que la sécrétion interne de ces organes se trouvant entravée, une auto-intoxication peut en résulter. Pour M. Gilbert la chlorose n'est pas une anémie secondaire, mais elle représente un des modes d'expression de la déchéance organique héréditaire, se manifestant à la période de croissance qui correspond à la puberté chez les jeunes filles.

J'ajouterai que les poussées de croissance qui accompagnent toutes les manifestations toxiinfectieuses, surtout fébriles, font souvent apparaître les tares latentes et peuvent provoquer l'apparition du chloro-brightisme. Le traitement doit viser en même temps l'état chlorotique et le trouble rénal cause de l'albuminurie.

8° ALBUMINURIE DANS LES FIÈVRES DE CROISSANCE. — M. Bouilly a décrit sous le nom de fièvre de croissance des accès de fièvre éphémère survenant chez des enfants qui grandissent vite et s'accompagnant de points douloureux au niveau des épiphyses tibio-fémorales. On rencontre dans la plupart de ces cas de l'albuminurie.

Cette albuminurie d'origine fébrile est en général l'expression d'une néphrite infectieuse transitoire, mais elle peut persister pendant longtemps.

Comme l'apparition de l'albumine a coïncidé avec un allongement rapide de la taille, on incrimine la croissance, et l'étiquette d'albuminurie de croissance se présente tout naturellement pour caractériser cette albuminurie.

. Or en examinant attentivement les observations qualifiées de fièvres de croissance, on y trouve pêle-mêle des périostites, des ostéomyélites, des embarras gastriques, des grippes, des courbatures, etc., etc., bref une foule d'affections diverses, et difficiles à cataloguer en raison de leur symptomatologie peu marquée. Mais ce qui constitue le fond commun à toutes ces observations, c'est d'abord la fièvre et puis les douleurs qu'il faut souvent rechercher par la pression au niveau du cartilage de conjugaison. Or toutes les maladies aiguës pendant la période de croissance peuvent donner naissance à ces symptômes.

Il ne s'agit pas d'une affection ayant une autonomie pathologique, mais d'une manifestation de la pathogénie générale de la période de développement.

Le terme de fièvre de croissance est donc un diagnostic d'attente qui nous permet de voiler l'ignorance où nous sommes de la nature réelle de la maladie. La croissance ne détermine pas plus la fièvre qu'elle ne détermine d'albuminurie.

Cependant l'albuminurie peut assombrir le pronostic et implique dans les formes graves, indépendamment des indications relevant de l'état des autres organes, la balnéothérapie chaude, tiède ou froide suivant les cas, qui favorise la dépuration urinaire.

9° Albuminurie dans les fièvres de surmenage. — L'enfant et l'adolescent, surtout au moment de la croissance, ont une nutrition très active, aussi sont-ils aisément atteints par le surmenage. La maladie éclate après de grandes fatigues, des exercices de gymnastique, des courses de bicyclette, un canotage passionné.

L'exercice forcé active le travail qui se fait au niveau des zones épiphysaires et à l'auto-intoxication du surmenage se joint une autre intoxication due à un poison autogène engendré par la suractivité nutritive de la moelle osseuse.

Quant à la pathogénie de l'albuminurie, il convient de signaler les expériences de M. E. Gaucher, qui a prouvé que les substances provenant de la désassimilation musculaire, leucine, tyrosine, créatine, xanthine. étaient capables de provoquer des néphrites expérimentales.

La croissance et le surmenage sont souvent connexes. Gosselin admettait une viciation particulière du sang par croissance trop rapide et M. Bouilly considère que le travail exagéré qui se produit au niveau des cartilages de conjugaison peut réaliser un surmenage capable d'intoxiquer l'organisme.

Il me semble que l'on a un peu laissé dans l'ombre le rôle du rein comme facteur pathogénique du surmenage qu'on attribue à une croissance trop rapide. Dans un grand nombre d'observations on signale l'albuminurie sans attacher d'importance à ce signe. Or dans le surmenage, M. Bouchard a démontré que la toxicité urinaire était accrue. Cette suractivité imposée brusquement au rein explique suffisamment l'irritation que les déchets toxiques éliminés peuvent déterminer au niveau du filtre glomérulaire. Lorsque le rein peut assurer le surcroît de dépuration qui lui est rapidement dévolu, les phénomènes de surmenage n'apparaissent plus. Ils surviennent au contraire lorsque le rein ne suffit pas à sa tâche, on observe alors des symptômes d'autotyphisation comparables à ceux de l'urémie avec laquelle ils se confondent bientôt lorsque le rein préalablement taré est trop au-dessous de sa tâche.

Quant au rôle de la croissance, nous pensons que la surélévation rapide de la taille résulte de la suractivité cellulaire déterminée par les substances toxiques importées par le surmenage.

Elle n'agit donc dans cette pathogénie que comme cause accessoire. Le repos et le régime lacté constituent la base du traitement.

10° ALBUMINURIE PHOSPHATURIQUE. — Suivant M. Teissier, qui a décrit la *forme juvénile* de la phosphaturie qu'on observe souvent en même temps que l'oxalurie, l'albuminurie est légère dans cette affection, qui serait symptomatique de la diathèse urique et plus rarement de la tuberculose.

M. A. Robin considère que l'arthritisme est la cause prédisposante de cette affection dont la croissance peut être la cause déterminante.

Elle est un des types des maladies de nutrition purement fonctionnelles à leur début, mais créatrices à la longue de lésions matérielles qui peuvent atteindre plusieurs organes et en particulier le rein.

La phosphaturie est un des symptômes les plus fréquents dans les troubles de croissance; on la rencontre à toutes les périodes actives du développement. Elle accompagne le rachitisme, dont elle est l'agent déminéralisant le plus puissant. Je l'ai observée fréquemment chez les enfants dont la croissance était ralentie ou arrêtée. La phosphaturie, dans ces conditions. accompagne le plus souvent des troubles digestifs et j'ai attribué à la dilatation de l'estomac, à la rétention prolongée des aliments et à leur élaboration chimique vicieuse cette phosphaturie. Et en effet le traitement de la dyspepsie fait disparaître l'albuminurie de la phosphaturie, en même temps que la croissance arrêtée reprend son cours.

Je l'ai rencontrée également chez les enfants dont le système nerveux est anormalement excitable, qui présentent des terreurs nocturnes, des tics et un état d'agitation qui les rend insupportables à leur entourage. Elle accompagne souvent la chorée et M. Bouchard a attribué au défaut de fixation des phosphates dans l'organisme, un rôle pathogénique dans cette maladie. Le développement impérieux du système osseux accapare les phosphates, et, lorsque l'organisme ne trouve pas dans les aliments les substances minérales nécessaires à l'édification osseuse, il les emprunte aux tissus déjà formés qui les contiennent. C'est ainsi que le système nerveux qui renferme beaucoup de phosphates se trouve déminéralisé et révèle cet état de dénutrition par des symptômes dépendant de cette modalité chimique.

Les variations de la phosphaturie reflètent ces

troubles de nutrition dont elle est l'agent actif.

Le traitement de cette variété d'albuminurie doit viser surtout la phosphaturie, qui sera traitée par le repos, le régime et les substances alimentaires végétales renfermant une forte proportion de phosphates.

11° ALBUMINURIE DANS LA SYPHILIS HÉRÉDITAIRE TARDIVE. — L'albuminurie est un symptôme qui peut apparaître dans la syphilis héréditaire tardive, cette forme de syphilis qui ne devient objective qu'au moment de la période active de la croissance, surtout à l'époque de la puberté ; jusque-là, l'enfant atteint de syphilis héréditaire traduit parfois sa tare par certaines déformations du tibia, du crâne, des dents. Mais ces symptômes peuvent faire défaut jusqu'au moment de la puberté ; au lieu de grandir et de se développer, il reste petit. J'ai démontré dans une communication à l'Académie des sciences, faite avec M. Serbanesco, que cet arrêt de développement résultait d'une ossification précoce des cartilages de conjugaison. Or, parmi ces individus atteints d'infantilisme, quelques-uns deviennent albuminuriques, et d'après M. Barthélemy la néphrite interstitielle est souvent la cause de leur mort.

C'est également à la syphilis héréditaire qu'on

peut attribuer l'albuminurie qui accompagne le rein amyloïde. Klebs admet que l'albuminurie des nouveau-nés dépend d'une syphilis intra-utérine. Parrot, Brault ont décrit des noyaux blancs dans le rein des nouveau-nés. Bradley cite l'observation d'un enfant de quatre mois qui guérit après avoir présenté une albuminurie, en même temps que des syphilides. La syphilis peut donc se traduire par l'albuminurie dès le début de l'existence. Negel a surtout insisté sur la syphilis rénale héréditaire tardive. M. Brault considère cependant cette influence comme douteuse, car elle repose sur les observations très discutables de Coupland, Mahomed, Ewart, Moore. M. Talamon est plus affirmatif, il rapporte deux observations dans lesquelles le rôle de la syphilis héréditaire est nettement établi.

Le traitement spécifique est indiqué dans ces formes d'albuminurie. Bartels relate l'observation d'une jeune fille syphilitique héréditaire, atteinte d'œdème et d'ascite qui disparurent sous l'influence de l'iodure de potassium. L'albuminurie ne disparut définitivement qu'au bout de cinq ans de traitement.

12° ALBUMINURIE DANS LA DÉGÉNÉRESCENCE AMYLOÏDE. — La dégénérescence amyloïde nous appa-

raît aujourd'hui comme l'aboutissant d'intoxications invétérées par les toxines les plus diverses.
Elle est très fréquente pendant la croissance
parce que la période de développement est le
terrain de prédilection des tumeurs blanches et
des manifestations de la tuberculose osseuse. La
syphilis héréditaire réclame également sa part.
Les enfants atteints de cette affection présentent
une albuminurie d'abord légère et transitoire. Elle
ne tarde pas à s'installer d'une façon définitive et
à être très abondante, elle peut s'élever à 10 et
15 grammes par jour; on a même trouvé jusqu'à
30 grammes par litre. Les jeunes malades sont
pâles, anémiés et leur teint jaunâtre et transpa-
rent leur donne parfois un aspect luisant. Leur
foie et leur rate sont hypertrophiés; ils présentent
une polyurie abondante et une diarrhée persistante, qui, d'après Grainger Stewart, est un signe
important pour le diagnostic. Le plus souvent la
croissance est entravée; cependant les enfants
peuvent grandir notablement lorsqu'un foyer
tuberculeux communiquant avec l'air devient
une source d'infection qui allume des poussées
fébriles.

Tandis que chez l'adulte la guérison est excessivement rare, chez l'enfant on peut l'observer

plus souvent. On voit la tuberculose ou la syphilis rétrocéder, et l'albuminurie disparaît définitivement. La croissance aurait donc une influence salutaire sur l'élimination de la substance amyloïde qui infiltre les artérioles du rein et dont l'adhérence et la ténacité dans les tissus qu'elle a envahis sont en général très profondes. Malgré la rareté des guérisons, le traitement doit être énergiquement appliqué. L'iodure de potassium paraît avoir donné quelques succès et Bartels préconise l'emploi des viandes rouges et des vins, malgré l'albuminurie. A ce régime il ajoute le fer, les inhalations d'oxygène, le massage, les frictions de la peau et les bains salés.

13° ALBUMINURIE CHEZ LES ENFANTS ADÉNOÏDIENS. — M. Gallois, dans un récent mémoire, a réuni quelques observations recueillies à l'hôpital de Lariboisière et dans lesquelles l'albuminurie coïnciderait avec des végétations adénoïdes abondantes des fosses nasales. Ces faits sont intéressants, car on sait que ces végétations adénoïdes sont une cause d'entrave au développement et s'accompagnent parfois d'un véritable arrêt dans la croissance. MM. Castex et Malherbe ont établi ces relations et ils ont démontré que l'ablation de ces productions qui encombrent les voies aériennes supérieures est suivie d'une poussée de croissance quatre fois plus forte que l'accroissement normal dans le même temps et au même âge.

Dans ces cas il semble exister un rapport entre la croissance et l'albuminurie ; mais en réalité il n'est qu'apparent, puisque les végétations sont la véritable cause de l'albuminurie.

M. Gallois, pour expliquer ce fait, admet que le muco-pus pharyngien est une réserve microbienne toujours prête à infecter l'organisme.

En effet, tandis que les végétations abondantes obstruant les fosses nasales donnent au jeune sujet le facies adénoïdien, le développement se trouve entravé par plusieurs facteurs.

L'enfant, à chaque inspiration, fait pénétrer une quantité d'air sensiblement inférieure à la normale, il y supplée dans une certaine mesure par la profondeur de ses inspirations, qui s'accompagnent souvent de ronflement, et par la fréquence des respirations. Mais les conditions défectueuses sont telles que si la quantité d'air inspirée est suffisante comme ration d'entretien, elle ne l'est pas comme ration de croissance. Or l'oxygène est un des agents les plus actifs de la croissance. Il en résulte chez ces enfants un état de dystrophie qui se traduit par l'état stationnaire de la taille.

D'autre part ces végétations, réceptacle de tous les microbes importés par l'air, qui trouvent, dans ce terrain de surproduction lymphatique, un milieu des plus favorables à leur culture, sont le siège d'élaborations toxi-infectieuses continuellement dégluties.

Ces albuminuries rentrent dans la catégorie des troubles du rein résultant de l'élimination des toxines.

Ces faits présentent un intérêt thérapeutique, ils montrent qu'il convient de tarir les sécrétions; l'antisepsie du pharynx et des fosses nasales, l'ablation des végétations et le traitement général pour lutter contre la diathèse lymphatique, répondent à ces indications.

14° ALBUMINURIES RÉSIDUALES, PARCELLAIRES, CICATRICIELLES. — Ces formes d'albuminurie ne sont pas spéciales à la période de croissance. Cependant quand elles se présentent à cette époque de l'existence, elles prêtent à quelques considérations particulières.

Suivant Cuffer, les albuminuries parcellaires indiquent qu'à la suite d'une néphrite, quelques lobules et quelques glomérules sont seuls restés malades, le reste de l'organe ayant récupéré son état normal. D'après M. Bard, elles mérite-raient le nom de cicatricielles. Il s'agirait de néphrites se terminant par une **régénération** imparfaite des épithéliums qui dans ce nouvel état seraient impropres à retenir l'albumine du sang. Ces albuminuries à petites doses, mais indéfinies, ne menacent pas plus l'existence qu'une cicatrice cutanée. Cette démonstration s'appuie sur quelques faits anatomo-pathologi-ques, mais M. Arnozan exprime l'avis qu'elle a besoin de confirmation. Ces formes d'albumi-nurie s'observent fréquemment pendant la crois-sance. Et en effet le jeune organisme qui entre dans la vie est vierge d'intoxication et d'infec-tion. Il n'apporte que le reliquat des toxi-infec-tions ancestrales. Mais il présente une réceptivité très accentuée. D'abord parce qu'il n'est pas im-munisé par les atteintes précédentes, puis à cause de la prédominance du tissu lymphatique adénoïde dont les fonctions sont si importantes pour l'édification organique que M. Ranvier le considère comme un véritable tissu de crois-sance. Or on sait combien les microbes se com-plaisent dans ce milieu. Il résulte de ce fait que toutes les infections capables de déterminer l'albuminurie sont plus fréquentes à cet âge qu'aux autres périodes de la vie.

Les enfants peuvent donc rester albuminuriques à la suite de la rougeole, de la varicelle, de la grippe, des embarras gastriques fébriles, des amygdalites, et surtout de la scarlatine. On sait que la scarlatine peut se manifester uniquement par l'albuminurie; ces faits sont fréquents dans les agglomérations d'enfants. Dans les écoles quelques enfants peuvent être pris de scarlatine tandis que d'autres ont une néphrite et qu'on découvre de l'albuminurie chez quelques-uns.

Certaines albuminuries de croissance m'ont paru être des albuminuries de scarlatine fruste.

En général ces albuminuries ne sont pas persistantes. Elles disparaissent rapidement sous l'influence du traitement. C'est qu'en effet la période de croissance est celle où les éléments anatomiques sont le siège des mutations nutritives les plus intenses. Si leur affinité d'attraction est plus accentuée pour les substances toxiques qui les imprègnent, ils possèdent également des propriétés expulsives plus grandes et qui facilitent l'action de la nature médicatrice vers la guérison.

Ainsi s'explique que les enfants sont plus frappés que les adultes et guérissent mieux.

Il s'agit d'une loi qui s'applique aussi bien au rein qu'au cœur et aux autres organes. C'est grâce à elle que tous les enfants qui ont des maladies infectieuses — et personne n'y échappe — n'ont pas tous des cardiopathies. Cette propriété si marquée dans les tissus en voie de croissance diminue à mesure que l'on avance dans la vie.

Aussi l'albuminurie, suivant Lécorché et Talamon, devient-elle d'autant plus fréquente qu'on s'éloigne de la période de croissance. Je me suis efforcé d'établir que ce fait résultait de la minéralisation progressive des éléments anatomiques, se traduisant par leur transformation calcaire qui leur donne une vitalité amoindrie.

La conséquence pratique de ces considérations consiste à surveiller avec le plus grand soin l'urine des enfants. Non seulement ils sont plus prédisposés aux maladies infectieuses, mais encore ils sont exposés aux multiples causes d'intoxication résultant du surmenage, de la fatigue, et des substances toxiques alimentaires.

Quand cette albuminurie passe inaperçue, elle peut devenir, n'étant pas traitée, le prélude d'une lésion définitive.

Par contre, dépistée à temps, elle a des chances de guérir d'autant mieux qu'elle a à son service la dynamique de la nutrition actionnée par la croissance et qui est une force favorable pour la guérison.

15° ALBUMINURIES ORTHOSTATIQUES. — La plupart des cliniciens qui ont étudié cette question insistent sur les troubles de développement qui accompagnent cette albuminurie; tantôt il s'agit d'une croissance très rapide, tantôt d'un ralentissement très marqué dans l'évolution de la croissance; d'autre part, ils ont constaté que lorsque la période active de la croissance est terminée, c'est-à-dire vers vingt ans, l'albuminurie disparaissait souvent spontanément.

Appuyé sur ces faits, on peut se demander si la croissance n'apporte pas son contingent pathogénique aux causes nombreuses et complexes dont l'association provoque l'albuminurie intermittente. Ces causes sont représentées par une débilité organique, le plus souvent héréditaire, s'accompagnant d'aplasie vasculaire et rénale, qui donne aux cellules du rein une fragilité telle que le moindre surcroît de travail physiologique détermine, pour cet organe, le surmenage, c'est-à-dire le trouble fonctionnel.

Ce surcroît de travail physiologique peut être produit par le travail de la digestion chez les enfants dyspeptiques, dont les élaborations chimiques alimentaires sont anormales, et par le mauvais fonctionnement du foie dévié de sa physiologie normale dans son rôle digestif, anti-toxique, glycogénique.

Le travail musculaire et sa mise en jeu dans la station debout est, le plus souvent, la cause déterminante de l'apparition du symptôme ; entre autres conséquences, il modifie la dynamique circulatoire et la pression artérielle. A cet effet s'ajoutent souvent d'autres causes mécaniques, telles que le déplacement du rein et, plus hypo-thétiquement, la lordose.

Ces causes peuvent se trouver associées à toutes les périodes de la vie sans déterminer l'albuminurie. Pourquoi ce syndrome apparaît-il chez les enfants dont la croissance est anormale, et disparaît-il souvent quand le développement est terminé ?

On peut admettre, à ce qu'il me semble, l'hypothèse suivante : pendant la croissance, la nutrition doit pourvoir, non seulement à la ration d'entretien, mais au surcroît de travail cellu-laire déterminé par l'activité formatrice de l'organisme et qui est la manifestation objective de l'énergie de croissance.

Ces phénomènes énergétiques s'accompagnent d'un surcroît de déchets. provenant, de la vie cellulaire suractivée. Lorsque la nutrition est déviée de ces lois normales, certaines substances anormalement élaborées, au point de vue chimique, peuvent devenir irritantes pour les cellules rénales préalablement tarées.

L'activité circulatoire mise en jeu par la station debout, par la digestion et les réflexes ainsi éveillés peut devenir une cause déterminante s'ajoutant aux causes chimiques précédentes.

Or, les poussées de croissance projettent dans l'organisme un surcroît de substances qui irritent le rein.

L'activité de la dépuration urinaire est influencée par des causes mécaniques et réflexes qui n'interviennent que par intervalle. Ainsi s'expliquerait l'intermittence du trouble fonctionnel sur le rein qui, par infériorité organique, ne peut effectuer ce surcroît de travail sans être passagèrement troublé, ou même superficiellement lésé.

De ces considérations dérivent quelques déductions qui peuvent être utiles pour la thérapeutique et qui visent plus particulièrement la croissance, qu'on doit s'efforcer de modérer quand elle se produit trop rapidement, et de stimuler quand elle est ralentie et anormale dans son évolution.

Le choix des aliments qui favorisent la croissance est d'une grande importance, les hydrates de carbone et les lécithines remplissent bien cette indication; le traitement des troubles dyspeptiques et surtout hépatique aura pour but de faciliter l'assimilation et de restreindre les sources d'auto-intoxication.

Le système nerveux qui est le grand régulateur, non seulement de la croissance, mais de la circulation rénale, présente très souvent, chez les sujets en question, des réactions anormales.

Ces troubles nerveux seront efficacement combattus par la balnéothérapie ordinaire et surtout thermale, par l'hydrothérapie et par les applications électriques qui régularisent les fonctions du système nerveux, et qui favorisent l'évolution de la croissance en stimulant le développement de tous les éléments vivants.

Certains médicaments contribuent à favoriser

cette évolution ; tels sont le fer, le manganèse, les phosphates et les cacodylates.

Au traitement général doit s'ajouter une médication visant le trouble de la fonction rénale.

Aux causes mécaniques on opposera la réduction du rein déplacé par la compression élastique ; la lordose sera traitée par des exercices appropriés.

Quant à la dépuration urinaire, elle doit être surveillée par des analyses fréquentes. Le régime lacté, si on juge son emploi utile, ne sera prescrit que passagèrement, car il est souvent nuisible.

Par contre, les différents procédés de décongestion du rein et l'opothérapie rénale m'ont paru avoir une influence salutaire.

Grâce à cette médication dont les effets doivent être judicieusement combinés, on améliorera notablement l'état général des sujets atteints d'albuminurie orthostatique.

Je ne dis pas que l'albumine disparaîtra, car en dépit de tout traitement elle persiste le plus souvent jusqu'à la fin de la croissance, mais je pense qu'il convient de réagir contre l'apathie de certains cliniciens qui, ayant constaté l'inefficacité du traitement sur le symptôme albuminurie, abandonnent toute médication.

Cette abstention est peut-être indiquée chez les albuminuriques dits bien portants, mais qui, en réalité, par un examen clinique attentif, présentent presque toujours des troubles plus ou moins accentués. En tout cas, quand les troubles de croissance sont manifestes et révèlent une perturbation dans la nutrition, le traitement me paraît d'autant plus formellement indiqué que nous ignorons l'avenir de ces albuminuriques.

Un certain nombre d'entre eux guérissent spontanément et définitivement; cependant il est prudent d'être réservé sur le pronostic éloigné. Le clinicien ne perdra pas de vue qu'il doit s'efforcer d'écarter du sujet les causes multiples qui pourraient transformer l'albuminurique intermittent en un albuminurique continu, et en faire un candidat au mal de Bright.

TABLE DES MATIÈRES

TROISIÈME PARTIE

**Hygiène thérapeutique spéciale de l'albuminurie
dans les maladies.**

418-11. — Coulommiers. Imp. Paul BRODARD. — 8-11.

Petite Chirurgie Pratique

PAR

Th. TUFFIER
Professeur agrégé
à la Faculté de Médecine de Paris,
Chirurgien de l'hôpital Beaujon.

P. DESFOSSES
Ancien interne des hôpitaux de Paris,
Chirurgien du Dispensaire
de la Cité du Midi.

TROISIÈME ÉDITION, ENTIÈREMENT REFONDUE

1 *vol. petit in-8° de* XII-570 *pages, avec* 325 *fig., cart. à l'angl.* **10** fr.

Précis de Technique Opératoire

PAR LES PROSECTEURS DE LA FACULTÉ DE PARIS

AVEC INTRODUCTION PAR LE Pʳ PAUL BERGER

DEUXIÈME ÉDITION ENTIÈREMENT REVUE ET AUGMENTÉE

Tête et Cou, par CH. LENORMANT. (3ᵉ édit.) — **Thorax et membre supérieur,** par A. SCHWARTZ. — **Abdomen,** par M. GUIBÉ. — **Appareil urinaire et appareil génital de l'Homme,** par PIERRE DUVAL (3ᵉ édilion). — **Appareil génital de la Femme,** par R. PROUST. — **Membre inférieur,** par G. LABEY. — **Pratique courante et Chirurgie d'urgence,** par VICTOR VEAU (3ᵉ édition).

7 *vol., cart. toile. Chaque vol. illustré de plus de* 250 *fig.* . **4** fr. **50**

TRAITÉ DE GYNÉCOLOGIE

Clinique et Opératoire

Par Samuel POZZI

Professeur de Clinique Gynécologique à la Faculté de Médecine de Paris
Membre de l'Académie de Médecine, Chirurgien de l'hôpital Broca.

QUATRIÈME ÉDITION ENTIÈREMENT REFONDUE

AVEC LA COLLABORATION DE **F. JAYLE**

2 *vol. gr. in-8° de* XVI-1500 *pages avec* 894 *fig., reliés toile.* . **40** fr.

PRÉCIS D'OBSTÉTRIQUE

PAR MM.

A. RIBEMONT-DESSAIGNES
Professeur à la Faculté de Médecine
Accoucheur de l'hôpital Beaujon.

G. LEPAGE
Professeur agrégé à la Faculté
Accoucheur de l'hôpital de la Pitié.

SIXIÈME ÉDITION. Avec 568 fig., dont 400 dessinées par M. RIBEMONT-DESSAIGNES

1 *vol. grand in-8° de* 1420 *pages, relié toile.* . . . . **30** fr.

═══ RÉCENTES PUBLICATIONS (Janvier 1911) ═══

COLLECTION DE PRÉCIS MÉDICAUX *(Suite)*

Dermatologie, par J. DARIER, médecin de l'hôpital Broca, *avec 122 figures.* . . . . **12** fr.

Pathologie exotique, par E. JEANSELME, agrégé à la Faculté de Paris, Médecin des hôpitaux, et **E. RIST,** médecin des hôpitaux de Paris, *avec 160 figures et 2 planches en couleurs* . . . . **12** fr.

Thérapeutique et Pharmacologie, par A. RICHAUD, professeur agrégé à la Faculté de Paris, *avec figures* . . . . **12** fr.

Parasitologie, par E. BRUMPT, professeur agrégé à la Faculté de médecine de Paris, *avec 683 figures et 4 planches hors texte en couleurs* . . . . **12** fr.

Microbiologie clinique, par F. BEZANÇON, agrégé à la Faculté de Paris. *Deuxième édition entièrement revue, avec 148 figures.* . . . . **9** fr.

Précis de Pathologie Chirurgicale par MM. BÉGOUIN, **BOURGEOIS, PIERRE DUVAL, A. GOSSET, JEANBRAU, LECÈNE, LENORMANT, R. PROUST, TIXIER,** 4 volumes in-8°, cartonnés toile anglaise.

TOME I. — **Pathologie chirurgicale générale, Maladies générales des Tissus, Crâne et Rachis,** par MM. P. LECÈNE R. PROUST, Professeurs agrégés à la Faculté de Paris, chirurgien des Hôpitaux, et **L. TIXIER,** Professeur agrégé à la Faculté de Lyon, chirurgien des hôpitaux. *1 volume in-8° de XVI-1028 pages avec 349 figures.* . . . . **10** fr.

TOME II. — **Tête, Cou, Thorax,** Par MM. H. BOURGEOIS, Oto-rhino-laryngologiste des Hôpitaux de Paris, et **CH. LENORMANT,** Professeur agrégé à la Faculté de Paris, Chirurgien des Hôpitaux. *1 volume in-8° de XII-984 pages, avec 312 figures.* . . . . **10** fr.

TOME III. — **Glandes mammaires, abdomen,** par MM. Pierre DUVAL, **A. GOSSET, P. LECÈNE, Ch. LENORMANT,** Professeurs agrégés à la Faculté de Paris, chirurgiens des Hôpitaux. *1 vol. in-8° de XII-781 pages, avec 352 figures.* . . . . **10** fr.

Pour paraître en 1911 :

TOME IV. — **Organes génito-urinaires, membres,** par MM. P. BÉGOUIN, E. JEANBRAU, R. PROUST, L. TIXIER.

RÉCENTES PUBLICATIONS (Janvier 1911)

Traité de Chimie Minérale

PUBLIÉ SOUS LA DIRECTION DE **HENRI MOISSAN**, Membre de l'Institut.

5 forts volumes grand in-8°, avec figures. . . . . . . **150** fr.

Chaque volume est vendu séparément

TOME I (*complet*). Métalloïdes. **28** fr. — TOME II (*complet*). Métalloïdes. **22** fr. — TOME III (*complet*). Métaux. **34** fr. — TOME IV (*complet*). Métaux. **36** fr. — TOME V (*complet*). Métaux **34** fr.

Traité d'Analyse chimique quantitative,

par **R. FRESENIUS**, *Huitième édition française*, d'après la *sixième édition allemande*, revue et mise au courant des travaux les plus récents par le Dr **L. Gautier.** 2 vol. in-8°; formant ensemble XII–1652 pages, avec 430 fig. dans le texte. . . . . **18** fr.

Traité d'Analyse chimique qualitative,

par **R. FRESENIUS**. *Onzième édition française* d'après la 16e édition allemande, par **L. Gautier.** 1 volume in-8° . . . . **7** fr.

Traité de Chimie appliquée par **C. CHABRIÉ**, professeur de Chimie appliquée

à la Faculté des Sciences de l'Université de Paris. 2 vol. grand in-8°, formant ensemble XL-1594 pages avec 484 figures dans le texte, reliés toile anglaise. . . . . **44** fr.

Traité de Chimie industrielle, par **WAGNER** et **FISCHER**. *Qua-*

trième édition française entièrement refondue, rédigée d'après la *quinzième édition allemande*, par le Dr **L. Gautier.** 2 vol. grand in-8° d'ensemble 1830 pages avec 1033 figures dans le texte. . . . . **35** fr.

Formulaire de l'Électricien
et du Mécanicien
de É. HOSPITALIER
VINGT-QUATRIÈME ÉDITION (1910)

Par G. ROUX

Expert près le Tribunal civil de la Seine,
Directeur du Bureau de contrôle des Installations électriques.

1 vol. in-16 de XI-1229 *pages, tiré sur papier très mince, relié toile souple* . . . . **10** *fr.*

Vient de paraître:

L'ÉLECTRICITÉ
et ses Applications

PAR

Le Dr L. GRAETZ

Professeur à l'Université de Munich.

TRADUIT SUR LA QUINZIÈME ÉDITION ALLEMANDE

Par Georges TARDY, Ingénieur Conseil.

Préface par **H. LÉAUTÉ,** *Membre de l'Institut.*

1 vol. grand in-8° de xx-640 pages avec 627 fig. Relié toile. **12** fr.

Cours élémentaire de Zoologie
Par Rémy PERRIER

Chargé du cours de Zoologie pour le certificat d'études physiques, chimiques et naturelles (P.C.N.) à la Faculté des Sciences de l'Université de Paris.

QUATRIÈME ÉDITION, ENTIÈREMENT REFONDUE

1 vol. in-8°, de 864 pag., avec 721 fig. dans le texte. Relié toile. **10** fr.

TRAITÉ DE ZOOLOGIE
Par Edmond PERRIER

Membre de l'Institut et de l'Académie de Médecine,
Directeur du Muséum d'Histoire naturelle.

FASC. I : **Zoologie générale,** *avec 458 figures* . . . . . . **12** fr.

FASC. II : **Protozoaires et Phytozoaires,** *avec 243 figures* **10** fr.

FASC. III : **Arthropodes,** *avec 278 figures.* . . . . **8** fr.

FASC. IV : **Vers et Mollusques,** *avec 566 figures.* . . . . . **6** fr.

FASC. V : **Amphioxus, Tuniciers,** *avec 97 figures* . . . **6** fr.

FASC. VI : **Poissons,** *avec 190 figures.* . . . . **10** fr.

FASC. VII et dernier : **Vertébrés marcheurs.** (*En préparation.*)

Zoologie pratique basée sur la dissection des Animaux les plus répandus, par **L. JAMMES,** professeur adjoint à l'Université de Toulouse. *1 volume gr. in-8°, avec 317 figures. Relié toile.* **18** fr.

Éléments de botanique, par Ph. **VAN TIEGHEM,** Secrétaire perpétuel de l'Académie des Sciences, professeur au Muséum. *Quatrième édition. 2 vol. in-18, avec 587 fig. Reliés toile.* **12** fr.

Guides du Touriste,
du Naturaliste et de l'Archéologue

publiés sous la direction de M. Marcellin BOULE

Le Cantal, par **M. BOULE,** docteur ès sciences, et **L. FARGES,** archiviste-paléographe (*épuisé*).

La Lozère, par **E. CORD,** ingénieur-agronome, **G. CORD,** docteur en droit, avec la collaboration de **M. A. VIRÉ,** docteur ès sciences.

Le Puy-de-Dôme et Vichy. par **M. BOULE,** docteur ès sciences, **Ph. GLANGEAUD,** maître de conférences à l'Université de Clermont, **G. ROUCHON,** archiviste du Puy-de-Dôme, **A. VERNIÈRE,** ancien président de l'Académie de Clermont.

La Haute-Savoie, par **M. LE ROUX,** conservateur du musée d'Annecy.

La Savoie, par **J. RÉVIL,** président de la Société d'histoire naturelle de la Savoie, et **J. CORCELLE,** agrégé de l'Université.

Le Lot, par **A. VIRÉ,** docteur ès sciences.

Chaque volume in-16, relié toile, avec figures et cartes en coul. : **4** *fr.* **50**

Pour paraître en 1911 : Haute-Loire et Haut-Vivarais.

En préparation : Les Alpes du Dauphiné.

Physique du Globe et Météorologie, par Alphonse **BERGET,** docteur ès sciences. *1 vol. in-8°, avec 128 figures et 14 cartes.* **15** fr.

OUVRAGES DE M. A. DE LAPPARENT

Secrétaire perpétuel de l'Académie des Sciences, professeur à l'École libre des Hautes-Etudes.

Traité de Géologie. *Cinquième édition, entièrement refondue. 3 vol. gr. in-8° contenant XVI-2016 pages, avec 883 figures* . **38** fr.

Abrégé de Géologie. *Sixième édition, augmentée. 1 vol. avec 163 figures et une carte géologique de la France, cartonné toile.* **4** fr.

Cours de Minéralogie. *Quatrième édition revue. 1 vol. grand in-8° de XX-740 pages, avec 630 figures et une planche* . . **15** fr.

Précis de Minéralogie. *Cinquième édition. 1 vol. in-16 de XII-398 pages, avec 235 fig. et une planche, cartonné toile.* . . . . . **5** fr.

Leçons de Géographie physique. *Troisième édition. 1 vol. de XVI-728 pages avec 203 fig. et une planche en couleurs* . . . **12** fr.

La Géologie en chemin de fer. *1 vol. in-18 de 608 pages, avec 3 cartes chromolithographiées, cartonné toile.* . . . . . **7** fr. **50**

Le Siècle du Fer. *1 vol. in-18 de 360 pages, broché.* . . **2** fr. **50**

67995. — Imprimerie LAHURE, rue de Fleurus, 9, à Paris